质子重离子
肿瘤治疗技术基础

主　审　卫增泉

主　编　周光明

副主编　陈卫强　毛卫东　张永胜

编　委（以姓氏笔画为序）

卫增泉（中国科学院近代物理研究所）　　张永胜（苏州大学附属第二医院）

王　征（上海市质子重离子医院）　　　　陆嘉德（上海市质子重离子医院）

毛卫东（苏州大学附属第二医院）　　　　陈　秋（苏州大学）

孔　琳（上海市质子重离子医院）　　　　陈卫强（中国科学院近代物理研究所）

刘宁昂（苏州大学）　　　　　　　　　　茅静芳（上海市质子重离子医院）

孙　筠（上海市质子重离子医院）　　　　畅　磊（苏州大学）

李　明（苏州大学）　　　　　　　　　　周光明（苏州大学）

李左峰（广州泰和肿瘤医院）　　　　　　郝焕锋（哈尔滨工业大学）

李宛时（苏州大学）　　　　　　　　　　胡文涛（苏州大学）

杨　巍（苏州大学）　　　　　　　　　　俞家华（苏州大学）

杨红英（苏州大学）　　　　　　　　　　章　青（上海市质子重离子医院）

吴安庆（苏州大学）　　　　　　　　　　裴炜炜（苏州大学）

宋明涛（中国科学院近代物理研究所）　　裴海龙（苏州大学）

编写秘书　胡文涛（兼）

人民卫生出版社

·北京·

图书在版编目（CIP）数据

质子重离子肿瘤治疗技术基础 / 周光明主编 . —北
京：人民卫生出版社，2022.9
ISBN 978-7-117-33585-0

Ⅰ.①质… Ⅱ.①周… Ⅲ.①肿瘤—放射治疗学—医
学院校—教材 Ⅳ.①R730.55

中国版本图书馆 CIP 数据核字（2022）第 171814 号

人卫智网	www.ipmph.com	医学教育、学术、考试、健康，购书智慧智能综合服务平台
人卫官网	www.pmph.com	人卫官方资讯发布平台

质子重离子肿瘤治疗技术基础
Zhizi Zhonglizi Zhongliu Zhiliao jishu Jichu

主　　编：周光明
出版发行：人民卫生出版社（中继线 010-59780011）
地　　址：北京市朝阳区潘家园南里 19 号
邮　　编：100021
E - mail：pmph @ pmph.com
购书热线：010-59787592　010-59787584　010-65264830
印　　刷：北京盛通商印快线网络科技有限公司
经　　销：新华书店
开　　本：787×1092　1/16　　印张：8.5　　插页：2
字　　数：196 千字
版　　次：2022 年 9 月第 1 版
印　　次：2022 年 11 月第 1 次印刷
标准书号：ISBN 978-7-117-33585-0
定　　价：59.00 元

打击盗版举报电话：**010-59787491**　E-mail：**WQ @ pmph.com**
质量问题联系电话：**010-59787234**　E-mail：**zhiliang @ pmph.com**
数字融合服务电话：**4001118166**　E-mail：**zengzhi @ pmph.com**

前　言

　　恶性肿瘤（癌症）是当前对人类生命健康危害极大的疾病，并一直是困扰世界各国的难题。据我国国家癌症中心统计，2020 年全国癌症年发病数 457 万例，死亡数 300 万例；平均每分钟就有 7 人被诊断为癌症，5 人死于癌症；癌症死亡占我国死亡总人数的 20%，居各种死亡原因的第二位，并且仍在以每年 1.3% 的速度增加。为战胜这种病魔，临床治疗从外科手术、化学治疗和放射治疗三大常规方法发展到免疫治疗和基因治疗等各种新方法。其中，放射治疗在临床上越来越受重视。据统计，癌症患者当中约有 60%~70% 需要接受放射治疗，而经不同方法治疗的癌症患者能存活五年以上者，放射治疗占 45% 以上。近年来，癌症放射治疗的技术有很大进步，治愈率和有效控制率明显提高，放射治疗使某些早期局部性肿瘤获得根治，有些癌症部位的器官及其功能得到了保留，中晚期肿瘤也可抑制扩散，减轻痛苦，改善了患者的生活质量并延长了患者的寿命。

　　放射治疗作为一种物理治疗手段，已有 100 多年历史。开始阶段使用光子射线，如 X 射线、γ 射线等；尽管通过技术进步而创建了三维适形放疗（3-dimensional conformal radiation therapy，3DCRT）和调强放疗（intensity modulated radiation therapy，IMRT）等新的放射治疗方法，然而，对光子辐射抵抗的肿瘤治愈率并未得到明显的改善。二十世纪五十年代，人们利用加速器产生的质子和重离子（包括氦离子、碳离子、氖离子等）进行了放疗试验，逐渐使放射治疗迈入了一个崭新的发展时代。目前肿瘤放疗界普遍认为，质子重离子治疗相对于其他放射治疗有着不少独特优点，它们将成为二十一世纪比较科学、比较理想的放疗方法。

　　质子和重离子与物质相互作用的特殊机制使它们在肿瘤治疗方面具有一系列优势：既能有效杀灭肿瘤细胞，又能最大限度保护周围健康组织，副作用小；剂量相对集中，治疗精度高（毫米量级）；杀伤力强，照射时间短，疗效高；碳离子治疗还能做到实时监测，便于精准控制位置和剂量。所以世界上有些国家，倾注了大量人力和物力进行重离子治癌装置的建造和治癌基础及临床应用研究，使得质子重离子治癌成为放射治疗领域的前沿性研究热点。

　　我国从 1995 年起依托中国科学院近代物理研究所的兰州重离子研究装置（HIRFL）开展碳离子治癌研究，经历了碳离子放射物理学和放射生物学实验研究、治疗技术的探索和储备、动物实验、临床前研究、前期临床试验研究以及推广应用等阶段。2006—2013 年间中国科学院近代物理研究所共计完成了 213 例肿瘤患者的碳离子前期临床研究；2012 年开始国产首台医用重离子加速器的研制；2019 年 9 月 29 日中国科学院近代物理研究所研发的首台国产医用重离子加速器装置通过注册获第三类医疗器械许可证;2020年3月26日安装了该设备的武威肿瘤医院重离子研究中心正式运营,目前已治疗五百多例患者并取得了很好的临床疗效,使我国成为继美国、日本和德国之后世界上第四个自主实现肿瘤重离子临床治疗的国家。综合他们的结果,重离子治疗已被证实是放射治疗领域最先进最有效的技术。

　　本教材是多年实施国家攀登计划(B)得到的科研成果之一,是原子核物理学中重离子束应用的具体体现。本书围绕着核技术应用于医学的生动实例,用简明的核科学理论,概要地阐明了这些应用的技术基础和科学原理,属于原子核物理学与生命科学交叉学科的范畴,是放射医学学科发展的主要方向之一。它也是科研成果转变为生产力,推动技术进步,为社会创造价值的一个典型例子,也是科研与生产相结合,面向世界科技前沿、面向经济主战场、面向国家重大需求、面向人民生命健康,为生产实践服务的一个范例。

　　本书从重离子放射物理学及放射生物学基础入手,概述重离子的生物物理特性,分析碳离子治癌的原理和优势,介绍质子碳离子治疗加速器的结构与实现方案、质子碳离子束流配送方式及根据不同束流配送系统实现质子碳离子调强适形照射治疗的方法。为搭建质子碳离子加速器装置与临床治疗之间的桥梁,本书介绍了质子碳离子治疗计划系统,同时对配合质子碳离子治疗的患者定位系统进行了说明,本书还对质子碳离子临床治疗的安排设计、操作过程、治疗结果和一些问题进行了展示和讨论,最后对质子碳离子治疗未来的发展从实现的可能性及技术等角度进行了展望。

　　本书的出版目的是:一方面希望为从事质子碳离子治疗研究的科研人员及进行质子碳离子治疗开发的应用人员提供基础性参考,另一方面为普及质子碳离子治疗知识和促进质子碳离子治疗新技术在我国的推广提供科普性参考。

　　由于本书涉及交叉学科中门类广泛的多种学科,以及我们编著水平有限,错误和缺点在所难免,恳望广大读者批评指正。

周光明

2022年4月

目　　录

第一章

质子碳离子治疗肿瘤的物理学基础

第一节　原子与离子

物质由原子组成,原子由带正电荷的原子核和围绕着原子核的电子组成。由于原子核的正电荷完全被电子的负电荷所抵消,因此,原子呈中性。但是当原子的电子被部分或全部剥离时,原子就带正电荷,这时人们称它为正离子;而当原子俘获电子时,原子就带负电荷,这时就称它为负离子。正离子和负离子都是带电粒子。

本书中论述的质子和碳离子,分别是指氢原子和碳原子外围电子被全部剥离掉后所形成的正离子。质子是最轻的离子,碳离子是目前临床肿瘤治疗广泛使用的重离子。

重离子也称为重带电粒子,主要是指正离子。也有人把氩元素作为一个分界线,质量大于氦核,小于氩核(质量数为40,核电荷数为+18)质量的离子(包括氩离子在内),称为轻离子;大于氩核质量的离子,称为重离子。本书中的重离子是指比氦核(质量数为4,核电荷数为+2)质量大的离子。

不管是轻离子或重离子,它们都具有电荷,当一个原子的电子被全部剥离时,该离子所带的电荷量 Q 为:

$$Q = ze \tag{1-1}$$

式(1-1)中 z 为离子的核电荷数,e 为基本电荷,即电子所带的电荷量(1.6×10^{-19} 库仑)。

如果离子的静止质量为 M_0,则:

$$M_0 \approx AM_P \tag{1-2}$$

式(1-2)中 A 为离子的质量数,M_P 为质子的静止质量(1.67×10^{-24}g)。这是一个近似等式,因为这里忽略了原子内核子的结合能和核外电子的质量。离子的全部质量,几乎都集中在原子核内。

离子的直径大约在 10^{-10}m 量级,比电子直径(约为 10^{-15}m)大得多,与原子差不多。一般地,负离子直径比正离子的大,几乎所有负离子的半径在 $(1.3\sim2.5) \times 10^{-10}$m 之间,而正离子半径在 $(0.1\sim1.7) \times 10^{-10}$m 之间。就同一元素的不同价态的离子来说,离子所带正电荷越多,离子的直径就越小。如果原子核外电子全被剥离,则原子核的直径只有 $10^{-16} \sim 10^{-14}$m。例如,C^{6+} 半径为 3.435×10^{-15}m,Na^{11+} 半径 9.189×10^{-15}m,Ca^{20+} 半径 2.148×10^{-14}m。

由于离子带有电荷,这样就可以借助于加速器把它们在电磁场中加速,使它们具有一定的、甚至很高的能量。这些被加速到一定能量的离子往往不是单个的,而是由很多个离子聚集在一起,像光束那样,所以常常称"离子束"。在生命科学应用中,较少情况采用单个离子,大多数情况采用的是具有一定能量的离子束。离子束这个称谓,还可以与化学范畴中的固体微粒"离子"或电解质溶液中可以自由移动的"离子"相区别。具有一定能量的离子和核衰变、核裂变或核反应产生的各种粒子一样,都属于核辐射。

离子基本参数有:

离子种类。即为何种元素的离子,它还可区分为稳定核素离子和放射性核素离子。

离子的质量数和电荷数。它们是由离子种类决定的,例如:稳定氮束 $^{14}N^{7+}$,质量数为 14,电荷数为 +7;放射性碳束 $^{11}C^{6+}$,质量数为 11,电荷数为 +6 等。离子的电荷数会随着离子能量的变化而发生变化,常会出现离子的电荷数并不等于它的核电荷数(原子序数)的情况,为此,人们引入了一个"有效电荷数"的概念,它是离子瞬时电荷数与它的核电荷数之比。

离子能量。它可以两种方式表示,一种是离子总能量(E),通常采用 MeV 或 keV 为单位;另一种是离子的单核能(E/m),为离子总能量除以它的质量数,即每核子能量,常以 MeV/u 或 keV/u(u 代表单位 unit)来表示,也有的表示为 MeV/n 或 keV/n(n 代表核子 nucleon)。在非相对论能量范围内,单核能对应于离子速度($E/m=v^2/2$),所以它是一个比较方便和直观的量。

在生命科学中,根据应用的需要和离子与物质相互作用的特点,可以划分为不同的能区(图 1-1):

高能区:E>100MeV/u,亦称为离子高速区,它是以 100MeV/u 碳离子在组织中可进入 cm 量级深度作参考,在这个区域内,离子可以穿过物质原子核的库仑位垒(数十 MeV),发生核反应。

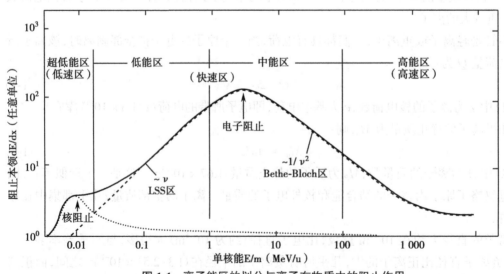

图 1-1 离子能区的划分与离子在物质中的阻止作用

中能区：$100\text{MeV/u} \geq E > 1\text{MeV/u}$，亦称为离子快速区，是以 1MeV/u 碳离子可穿透线度为数十 μm 的细胞做参考，在这个区域内，离子与物质碰撞主要以电子阻止而损失其能量。

低能区：$1\text{MeV/u} \geq E > 20\text{keV/u}$，也称为离子快速区，在这个区域内，离子与物质碰撞主要也是以电子阻止而损失其能量，20keV/u 是离子与物质相互作用中核阻止起主要作用的起始能量。

超低能区：$E \leq 20\text{keV/u}$，亦称为离子低速区，在这个能区中，主要是核阻止作用，电子阻止已经不重要了，即为通常所说的离子注入区。

在核科学应用中，研究辐射与物质相互作用有着重要意义。在许多物理学与生命科学交叉学科的实际应用中，都要以辐射与物质相互作用为基础。例如：辐射穿过物质时，由于辐射与物质相互作用，引起辐射能量损失、角度偏转和强度减弱，以及造成物质的辐射损伤等，这种相互作用的理论计算和实验数据分析，依赖于我们对辐射与物质相互作用的了解程度；根据辐射与物质相互作用的机制和特点，可以做到科学、有效地利用不同参数的辐射为人类造福，进行技术创新，开创应用新领域，还可设计和制造各种探测仪器，做到准确地监测和测量等。

可见，深入了解辐射与物质相互作用的机制及辐射穿过物质时发生的相关现象，对了解辐射在不同参数下的特性和各种材料对辐射的阻止作用，以及分析各种应用效果，都是非常有价值的。因此，辐射与物质的相互作用是核科学技术应用工作者必须深入了解和掌握的基础知识。对于涉足离子束在生命科学应用领域中的科技工作者来说，深入了解和掌握离子与物质相互作用的基础理论知识是十分必要的。

第二节 离子在物质中的慢化

当一束准直的快速离子，入射到靶物质（亦可称吸收物质或阻止物质）中，离子与靶原子发生库仑相互作用，主要是与靶原子中的电子碰撞。碰撞时能发生动量和能量转移，入射离子的一部分动能转移给靶原子中的电子或靶原子核。

每一次碰撞时，靶原子中的电子获得的动能相对于入射离子的能量来讲，只是占其总能量的很小一部分，最大约为入射离子单核能的 1/500。例如，入射离子为 7MeV 的氮离子，每个核子的能量为 0.5MeV，单次碰撞中，靶原子中的一个电子获得的最大能量约为 1keV。可见，这是一种小能量转移碰撞，每次碰撞后，入射离子能量减小不大，方向几乎没有变化。当入射离子穿过靶物质时，要与靶原子中的电子连续地发生许多次这样的小能量转移碰撞，才逐渐损失其能量。同时，随着离子速度减慢，在速度小到一定程度时，要发生电荷交换效应，入射离子从靶物质中俘获电子，从而使原来快速运动时完全剥离了电子的入射离子，其有效电荷数随离子速度的减小而逐渐减小。如果靶物质厚度足够大，入射离子与靶原子中的电子或原子核经过许多次碰撞后（例如，一个初始能量为 1MeV 的离子，在靶物质中要经受 10^4

次弹性和非弹性碰撞),能使入射离子能量全部耗尽,成为中性原子,停留在靶物质中。这就是入射离子在靶物质中的慢化和吸收过程。

快速入射离子与靶原子核的碰撞,对入射离子阻止作用的贡献,相对于靶原子中电子对入射离子的阻止作用的贡献来讲,是可以忽略的,只是在入射离子速度很低时才有贡献。但是,当入射粒子是快速电子时,入射电子与靶原子核的碰撞,对入射电子的能量损失和角度偏转有较大的影响。至于快速入射离子与靶原子核发生的核过程,如核反应,对离子的慢化没有影响。

从上述离子在靶物质中的慢化过程,可以看到离子在物质中经受能量损失和角度偏转,这完全是由离子与靶物质原子中的电子和与靶原子核发生各种相互作用的结果。归纳起来,离子与靶物质原子的相互作用有四种:与核外电子发生非弹性碰撞;与原子核发生弹性碰撞;与原子核发生非弹性碰撞;与核外电子发生弹性碰撞。这些相互作用都是入射离子在靶原子的核外电子和靶原子核的库仑场中的作用。当然,入射离子也可以穿过原子核的库仑位垒,与原子核发生核反应。

第三节　离子与靶物质原子的碰撞过程

一、离子与靶原子中核外电子的非弹性碰撞

当离子从靶物质原子近旁掠过时,入射离子和靶原子核外电子之间的库仑力作用,使电子受到吸引,从而使电子获得一部分能量。如果传递给电子的能量足以使电子克服原子核的束缚,那么这电子就脱离原子,成为自由电子。这时原子就分离成一个自由电子和一个失去了一个电子的原子——正离子,这种过程称为电离。原子最外层的电子受原子核的束缚最弱,故这些电子最容易被击出。电离过程中发射出来的自由电子,有的是具有足够动能的高速电子,它们可继续使其他原子发生电离作用,这些高速电子有时称为 δ 射线。当内壳层电子被电离后,在该壳层留下空位,外层电子就要向内层跃迁,同时放出特征 X 射线或俄歇电子。

如果入射离子传递给电子的能量较小,不足以使电子摆脱原子核的束缚成为自由电子,但可以使电子从低能级状态跃迁到高能级状态,使原子处于激发状态,这种过程称为激发。处于激发状态的原子是不稳定的,在激发态停留很短时间之后,原子要从激发状态跃迁回到基态,这种过程称为退激。退激时,释放出来的能量以光的形式发射出来,这就会产生受激原子的发光现象。

离子与靶原子中核外电子的非弹性碰撞,导致原子的电离或激发,是离子穿过物质时损失动能的主要方式。我们把这种相互作用方式引起的能量损失称为电离损失,或者称它为电子碰撞能量损失或非弹性碰撞能量损失。从靶物质对入射离子的阻止作用来讲,也可称电子阻止。

二、离子与靶原子核的非弹性碰撞

入射离子靠近靶物质的原子核时,它与原子核之间的库仑力作用,使入射离子受到排斥,结果使入射离子的速度和方向发生改变。入射离子的这种运动状态的改变,伴随着发射电磁辐射,并使入射离子的能量有很大的减弱。这种入射离子与原子核发生非弹性碰撞时,以辐射光子损失其能量,我们称它为辐射损失。当入射离子能量不是很高时,这种辐射能量损失通常是很小的,完全可以忽略掉。但是,当入射粒子是质量很小的电子时,入射电子与靶原子核碰撞后,运动状态改变很显著,因而电子与物质相互作用时,辐射损失是其重要的一种能量损失方式。

离子质量大,与原子核碰撞后,运动状态改变不大,尤其是运动方向几乎保持不变,因此离子在物质中的运动径迹近似是直线。而电子质量小,与原子核碰撞后运动状态改变很明显,电子要受到很大偏转,因此电子穿透物质时,电子的散射现象严重。

离子与靶原子核的非弹性碰撞,除了改变离子的运动状态、辐射光子外,还可以使靶原子核激发到激发态,这过程称为库仑激发。但发生这种作用方式的相对概率较小,可以忽略不计。

三、离子与靶原子核的弹性碰撞

在弹性碰撞中,入射离子靠近靶原子核时,由于它们之间的库仑力作用,离子同样受到偏转,改变其运动方向,但不辐射光子,也不激发原子核。为满足入射离子和原子核之间的能量及动量守恒要求,入射离子损失一部分动能,转移给原子核。碰撞后,绝大部分动能仍由入射离子带走,这样,离子在物质中可继续进行许多次弹性碰撞。由这种与靶原子核发生弹性碰撞引起入射离子的能量损失,我们称它为弹性碰撞能量损失,或核碰撞能量损失。从靶物质对入射离子的阻止作用来讲,也可称核阻止。核阻止作用,只是在入射离子能量很低时,对能量损失的贡献才是重要的。

另外,离子与靶原子核之间发生弹性碰撞时,原子核获得反冲能量,可以使晶格原子位移,形成缺陷,造成物质的辐射损伤。

四、离子与靶原子中核外电子的弹性碰撞

入射离子也会与靶物质原子中的核外电子发生弹性碰撞。核外电子的库仑力作用,使入射离子改变运动方向。当然,为满足能量及动量守恒要求,入射离子要损失一点动能,但这种能量转移一般是很小的,比原子中电子的最低激发能还要小,核外电子的能量状态没有变化。实际上,这是入射离子与整个靶原子的相互作用。只是在能量极低(<100eV)、质量很小的电子入射到物质时,方需考虑这类相互作用,其他情况下完全可以忽略掉。

上述讨论的入射离子在靶物质中与靶原子电子或原子核发生的单次碰撞过程,对清楚了解入射离子在物质中的行为和靶物质原子状态的变化十分重要。根据这些碰撞作用,我们可以来计算离子的能量损失大小和角度偏转情况。

发生上述各种相互作用方式的概率大小,对于不同种类的离子及其不同能区,情况是

很不相同的。而且,同一种相互作用的概率大小,与不同的靶物质元素也有关系。因此,这些相互作用中的各种作用方式,对入射离子阻止作用的贡献是不同的,在一定的情况下,可只考虑某一种具有主要贡献的相互作用,而忽略其他的相互作用。比如,当离子入射到靶物质,与靶原子发生相互作用而损失其能量时,我们可以把这种能量损失的主要相互作用归结为,与靶原子核外电子的非弹性碰撞和与靶原子核的弹性碰撞。对于快速离子,主要是与靶物质原子中的电子发生非弹性碰撞而损失能量,而与靶原子核弹性碰撞引起的能量损失可以忽略不计;只是在入射离子能量很低时,才需考虑与靶原子核弹性碰撞对能量损失的贡献。

第四节 离子的电子阻止本领

离子的电子阻止本领,也就是离子在穿过物质时使原子电离或激发所引起的电离能量损失率。当快速离子穿过靶物质原子的电子云时,与物质原子的核外电子发生非弹性碰撞,使入射离子的一部分能量转移给电子,导致靶原子电离或激发。对几个 MeV 的离子,单次碰撞中转移给核外电子的能量在 1keV 以上,这个能量比大多数电子在原子中的结合能要大。因此在一级近似下,可以忽略掉结合能,把核外电子看成是靶物质中的一个"自由电子",把入射离子与靶原子的束缚电子之间的非弹性碰撞作用,看成是入射离子与"自由电子"之间的弹性碰撞作用。对于快速运动的离子,其速度大于靶物质原子中轨道电子运动速度。这样就可以把靶物质原子中的电子,在碰撞前看成是处于"静止"状态,而且认为入射离子在靶物质中的电荷数是确定的,入射离子的电荷数就等于它的核电荷数。

在作了这些假设之后,就可以用经典的弹性库仑碰撞理论来讨论离子在物质中的能量损失。可以计算到入射离子在靶物质中经过单位路程长度时的能量损失,即能量损失率。由于碰撞过程是随机事件,求得的能量损失率是平均能量损失率。

设离子的质量数为 m,电荷数为 z,入射能量为 E,速度为 v,且此速度比靶物质原子中电子的轨道速度大得多;靶物质的原子序数为 Z,其单位体积内的原子数为 N,则单位体积内的电子数就为 NZ,设靶物质中的"自由电子"质量为 m_0,电荷为 $-e$。在实验室坐标系中,离子与单个靶电子的碰撞,按经典处理方法,就可近似得到单位路程上的能量损失 $(-dE/dx)_{电离}$,称它为电离能量损失率,负号表示能量的减少。此能量损失率亦称电子阻止本领,用 $(-dE/dx)_{电子}$ 表示如下:

$$\left(-\frac{dE}{dx}\right)_{电离} \approx \frac{4\pi z^2 e^4 NZ}{m_0 v^2} ln\left(\frac{2m_0 v^2}{I}\right)^{1/2} \tag{1-3}$$

离子能量在非相对论范围内,由量子理论导出的能量损失率公式是:

$$\left(-\frac{dE}{dx}\right)_{电离} = \frac{4\pi z^2 e^4 NZ}{m_0 v^2} ln\left(\frac{2m_0 v^2}{I}\right) \tag{1-4}$$

根据量子理论,并考虑了相对论和其他修正因子,推导出来的离子能量损失率精确表达式(称为 Bethe-Bloch 公式)为:

$$\left(-\frac{dE}{dx}\right)_{电离}=\frac{4\pi z^2 e^4 NZ}{m_0 v^2}\left[ln\left(\frac{2m_0 v^2}{I}\right)+ln\frac{1}{1-\beta^2}-\beta^2-\frac{c}{z}\right] \tag{1-5}$$

式(1-5)中,$\beta=v/c$,c 为光速,方括号中的第二三项是相对论修正值。I 为靶物质原子的平均激发能,它是能量损失率公式中的一个重要参数,它可近似地写成 $I\approx I_0 Z$,其中 $I_0\approx 10eV$。对原子序数大的($Z>30$)靶物质,I_0 较小($\approx 8.8eV$);而对低 Z 靶物质,I_0 稍大,例如,Al($Z=13$)的 $I_0\approx 11.6eV$。I 值可由实验确定,国际辐射单位和测量委员会(ICRU)对放射生物学感兴趣的几种物质给出了推荐值,列于表 1-1。

表 1-1　几种物质原子的平均激发能

物质	平均激发能 /eV
水	65.1
甲醇	44.1
氟化锂	87.2
空气	86.8
肌肉	65.9
骨	85.1

C/Z 为壳层修正项,是当入射离子速度不能满足大于靶原子内层电子轨道速度这一条件时,束缚得很紧的内层电子不能被电离和激发,即不能参与对入射离子的阻止作用而引进的一项修正项。这里的 $C=C_K+C_L+C_M+\cdots\cdots$ 若入射离子速度 v 小于靶原子 K 层电子的速度,这 K 层电子不能从入射离子吸收能量,对能量损失也就没有贡献;当 v 小于 L 层电子的速度时,L 层电子同样对入射离子的能量损失无贡献,壳层修正项在入射离子速度低时显得重要;当入射离子能量非常高时,由于介质的极化,式(1-5)括号中还应加进一项负的修正项——密度修正 $\delta/2$。

式(1-5)中 $(-dE/dx)_{电离}$ 的单位是 erg/cm,实用上常换算成 MeV/cm。也可用单位质量厚度上的能量损失 $(-dE/\rho dx)_{电离}$ 来表示,其单位是 $MeV/(g/cm^2)$,ρ 是靶物质密度。

由上述电子阻止本领的理论公式(1-5),可以得到以下几点结论:

(1)电子阻止本领只与入射离子速度有关,而与它的质量无关。这是由于离子的质量比电子的静止质量大得多的缘故,每次碰撞转移给电子的能量约为 $2m_0 v^2$。因此,只要两种离子的速度相等(即具有相同的 E/m)和电荷数相等,它们的能量损失率也就相同。例如,稳定离子束 $^{12}C^{6+}$ 和放射性离子束 $^{9}C^{6+}$,它们的 z 都等于 6,而 $m^{12}C^{6+}=12$,$m^{9}C^{6+}=9$,如果它们的总能量 E 分别为 36MeV 和 27MeV,则它们的速度 $(2E/m)^{1/2}$ 相等,这时在同一物质中就具有相同的阻止本领值。

事实上,式(1-5)可以写成:

$$(-dE/dx)_{电离}=z^2 f(v) \tag{1-6}$$

在图 1-2 中,可以看到式(1-6)中的 $(-dE/dx)_{电离}$ 随着 v 或能量的变化情况。曲线 BCD 部分表示函数 $1/v^2$ 的变化,当能量很高时,v 接近于光速,变化很少;不过那时式(1-5)方括号中,由第一二项合并为的 $ln\left[v^2/(1-\beta^2)\right]$ 却要发生变化。所以,当 v 接近于光速时,曲线走向是从 C 到 E 上升的,这样,就在 C 处形成一个极小值,这就是所谓最小电离能量损失的地方。这时入射离子的能量,大约是与它静止质量相关能量的 3 倍。实际上由于入射离子引起物质中原子的极化效应,曲线 CE 部分相对论性的上升受到一定的限

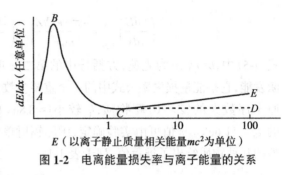

图 1-2 电离能量损失率与离子能量的关系

制,根据理论和实验,电离能量损失的增加,到离子的能量大约为它静止质量相关能量的 20 倍时就停止了,此后一直到很高能量,它都是一个常数,该常数值大约是最小电离能量损失的 1.1 倍。曲线 AB 部分是离子处在低能到超低能区,当在低能区时,对电离能量损失有贡献的电子数目很少,壳层修正量很大;同时,入射离子俘获电子的概率增大,离子的有效电荷变少,这区域中的 $(-dE/dx)_{电离}$ 与 v 成正比,曲线 AB 迅速地从 A 上升到 B;当入射离子进一步慢化到超低能区时,它的速度和物质中电子的轨道运动速度差不多,这就和推导式(1-5)的假设不符,这时,上面推导的电离能量损失公式就不能应用在这种场合了。下面将会谈到这个能区的阻止本领公式。

(2)电子阻止本领与离子的电荷数平方成正比。例如,氮离子的 $z=7$,硅离子的 $z=14$,如果它们以同样的速度入射到靶物质中,那么硅离子的阻止本领要比氮离子的阻止本领大 4 倍。入射离子电荷越多,能量损失就越快,因而它穿透物质的本领越弱。

由式(1-6)可以看到,对于各种不同入射离子,除因子 z^2 外,电子阻止本领只是离子速度 v 的函数。如果知道了某一电荷数为 z_1、质量数为 m_1 的离子在一定物质中的电子阻止本领与能量的关系曲线,则另一个电荷数为 z_2、质量数为 m_2 的离子在这一物质中的电子阻止本领与能量的关系曲线,可用下述方法求得:把原来关系曲线的能量坐标轴乘以因子 m_2/m_1 作为新的能量坐标轴,再把曲线图的 $(-dE/dx)_{电离}$ 坐标轴乘以因子 z_2^2/z_1^2,就能得到另一种离子的电子阻止本领与能量的关系曲线。

(3)电子阻止本领与靶物质的电子密度 NZ 成正比,原子序数高的物质,电子密度大,其阻止本领大。

把电子阻止本领 $(-dE/dx)_{电离}$ 除以靶物质单位体积内的原子数 N,便得 $\sum=(-dE/dx)_{电离}/N$。由于快速入射离子的核阻止截面可忽略,$\sum$ 就是每个原子的阻止截面,它的单位是 $eV·cm^2/atom$。原则上讲,电子阻止与靶物质原子中的电子态有关,因而相同元素不同状态的物质,必定有不同的阻止截面;另外,靶物质中原子的化学结合性质也影响电子态,因而也影响电子阻止本领,但这些影响极小,通常可以忽略;但在低能量时和对轻元素靶物质(这种物质电子数目很少),要考虑这些影响。同时还认为,原子阻止截面与阻止物质的物理状态和物理条件(如压力等)无关,而对不同的阻止物质,$\sum$ 值却有很大的不同。

对于化合物(或混合物),它们的阻止截面,可按布拉格相加规则,由化合物各组成成分的原子阻止截面乘上权重因子相加而得。例如,某一化合物 X_aY_b,是由 a 个 X 原子和 b 个 Y 原子构成,那么每个化合物的分子阻止截面 $\sum_{XaYb}$,就是 $\sum_{XaYb}=a\sum_X+b\sum_Y$,式中 $\sum_X$ 和 $\sum_Y$ 分

别为 X 原子和 Y 原子的阻止截面。单位体积中的化合物分子数为 N_{XaYb}，则 $(-dE/dx)_{XaYb} = N_{XaYb} \cdot \sum_{XaYb}$。如果用单位质量厚度上的能量损失来表示，则求化合物分子阻止本领的布拉格相加规则为：

$$\left(-\frac{dE}{\rho dx}\right)_{XaYb} = W_X \left(-\frac{dE}{\rho dx}\right)_X + W_Y \left(-\frac{dE}{\rho dx}\right)_Y \tag{1-7}$$

式(1-7)中密度 ρ 分别用化合物、单质元素 X 和 Y 的 ρ 代入，W_X 和 W_Y 分别为 X 原子和 Y 原子在化合物中的重量百分比（权重因子）：

$$W_x = \frac{aM_X}{aM_X + bM_Y} \qquad\qquad W_Y = \frac{bM_Y}{aM_X + bM_Y}$$

这里 M 是原子重量。

　　同理可推广到两种以上元素组成的化合物或混合物的情况。布拉格规则认为，组成化合物分子的各个原子之间是互不相关的，每种原子的平均电离能也不因为在化合物分子中而改变。

第五节　离子的电荷交换效应

　　当离子穿过靶物质时，除了上述谈到的入射离子中原子核与靶原子电子和靶原子核之间的作用外，还有入射离子中束缚电子与靶原子核之间的库仑作用，以及入射离子中电子与靶原子电子之间的相互作用。离子的束缚电子与靶原子电子之间的相互作用，对阻止本领的贡献是很小的，只是在离子速度很低时才予考虑。如果离子能量很高，离子的核外电子完全被剥离时，前面讲的能量损失率公式(1-5)也是适用的。但由于离子的内层电子束缚得很紧，一般不能使离子的轨道电子全部剥离，这时离子的电荷数并不等于它的核电荷数。

　　当离子在靶物质中慢化，与靶原子的每一次碰撞中，有一定的概率使离子失去电子，或者离子从靶物质中俘获电子，这种现象就是离子在物质中的电荷交换效应。在入射离子速度大大超过它的核外电子的轨道速度时，离子进入靶物质后，它的核外电子很快被剥离，剩下一个没有束缚电子的裸原子核，在靶物质中继续前进。因为这时离子速度大，离子与靶原子的每一次碰撞中，离子从靶物质中俘获一个电子的概率很小，而且一旦俘获之后，在下一次碰撞时又将失去的概率较大。由于离子与靶物质原子电子的许多次非弹性碰撞，离子逐渐损失能量。在离子的速度接近于被俘获的那个电子轨道速度时，俘获电子的概率增大，而失去电子的概率减小。当离子速度慢到比第 1 次所俘获的电子的轨道速度还要小时，俘获电子的概率很大，而失去电子的概率接近于零。所俘获的电子就束缚在离子上，离子的电荷数比原来减少一个单位。同时，离子在这个速度时，俘获第 2 个电子的概率逐渐增大，而相应地失去电子的概率减小。随着离子速度的进一步减小，离子保留住这第 2 个电子的概率就增加。离子速度比所俘获的第 2 个电子的轨道速度小时，这个电子又被束缚在离子上，离子的电荷数又减少一个单位。当离子速度继续减小时，按同样道理，离子俘获第 3 个电子，然后俘获第 4 个电子，等等。由于离子中各壳层的电子轨道速度从内层向外层依次减小，当离子速度逐渐降到与它的各壳层的电子轨道速度相对应的速度时,就接连地逐次俘获电子。最先是 K 层电子俘获,然后是 L、M 层等,最后,离子速度达到比束缚得最松的电子轨道速度还要小时,入射离子变成中性离子,即原子。这时它主要通过与靶原子核的碰撞(即核阻止作用)损失能量,而转移给靶原子电子的能量很小。当这种中性化的离子达到它的热运动速度,或与靶物质原子结合成化合物时,这中性原子就停留在靶物质中。

可见,离子俘获电子和失去电子的概率,完全由离子在物质中的速度和离子中电子的轨道速度之比决定,与靶物质的原子序数没有多大关系。如果离子速度比电子在离子的束缚态中的轨道速度还小的话,电子就被离子俘获,束缚在离子上,这时所对应的速度称为临界速度。对于某一离子的第 K 层电子,临界速度约等于 zv_0,此处 $v_0 = c^2/\hbar$,是玻尔速度,等于 $2.2 \times 10^3 \text{cm/s}$,它等效于每个核子能量为 25keV。对于最外层的电子,临界速度约等于 v_0。一般地,对于电荷态为 q 的离子,玻尔定义的临界速度为 $qv_0/z^{1/3}$。

离子与靶物质之间的这种电荷交换现象的存在,使离子的电荷态(有效核电荷数)发生变化。原来电荷态单一的一束入射离子,在穿过靶物质时,经过许多次碰撞,失去电子和俘获电子过程统计竞争结果,使离子的电荷态有一分布,电荷态可以从 $0 \rightarrow z$。以 $F(q_i)$ 表示离子具有某一电荷态 q_i 的相对比例,则它的平均电荷态,可写为:

$$\bar{q} = \sum_{i=0}^{z} F(q_i) \cdot q_i \tag{1-8}$$

如果离子穿过的靶物质厚度较薄($\sim\mu g/cm^2$),虽然经受多次碰撞,但因每次与靶原子电子碰撞中,能量转移很少,故能量几乎没有损失,离子速度基本保持不变。这种速度的离子在经受许多次碰撞后,它的电荷态分布达到平衡,即离子束中任一特定的电荷态成分 q_i 的比不再因碰撞而改变,或者说,失去电子和俘获电子的截面大小相等。这样,上述的 $\bar{q}$ 就表示离子束在平衡态时的平均电荷态。平衡的电荷态分布近似为一高斯分布。由于单次碰撞中,多电荷交换(失去或俘获几个电子)概率的存在,以及靶物质原子壳层效应的影响,使平衡的电荷态分布出现非对称性。平衡的电荷态分布与离子速度、离子种类和靶物质状态有关,但与离子的初始电荷成分无关,与靶物质的原子序数也没有关系。$\bar{q}$ 随 v 和 z 光滑变化,v 越小,$\bar{q}$ 越小($\bar{q}/z \approx v/v_0 \cdot z^{2/3}$)。离子穿过固体靶材料得到的电荷态大于穿过气体靶材料得到的电荷态。

当离子穿透较厚的靶物质层,逐渐损失能量时,随着离子的慢化,平衡电荷态分布发生变化,$\bar{q}$ 随之而连续地变化。由于离子在靶物质中的电荷交换过程十分复杂,到目前为止,还没有理论能定量地准确计算运动离子的动态电荷态问题。通常是由实验和半经验关系确定(见式 1-12)。

离子通过靶物质时,离子电荷态的连续改变,使离子的能量损失计算比较困难。对快速的、电子被部分剥离了的离子,可以用离子的有效电荷概念来与离子的能量损失联系起来。设离子的瞬时电荷数与它的核电荷数之比,记作 $\gamma_{eff}z$,则 $\gamma_{eff}z$ 称为离子的有效电荷数,离子的瞬时能量损失率可由非相对论量子理论来得到,只需把 $\gamma_{eff}z$ 替代原来式中的 z。离子穿透 Δx 厚度这段时间内,离子可以具有各种电荷态,因而瞬时能量损失也发生变化。若离子处在某一电荷态 n 的时间比例为 Φn,则离子在 Δx 路程上的平均能量损失(电子阻止本领)可以写成(这里忽略了修正项):

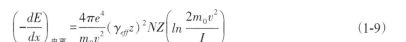

$$\left(-\frac{dE}{dx}\right)_{\text{电离}} = \frac{4\pi e^4}{m_0 v^2}(\gamma_{eff}z)^2 NZ\left(ln\frac{2m_0 v^2}{I}\right) \tag{1-9}$$

式中

$$(\gamma_{eff}z)^2 = \sum_{n=1}^{n}\varphi_n \cdot n^2 \tag{1-10}$$

离子有效电荷数 $\gamma_{eff}z$，应是均方根电荷数，但实际上离子真正具有电荷数的均方根值（$\gamma_{eff}z)_{rms}$ 与 $\gamma_{eff}z$ 近似相等。

根据前面讨论电子阻止本领公式(1-5)时，曾提到的结论(2)，具有相等速度的不同电荷数离子，它们的电子阻止本领仅与它们的 z^2 之比有关。因为质子的阻止本领和它的电荷数是十分清楚的（在 $E_p > 200keV$ 以上时，$z=1$），所以我们可以用质子作为参考离子。$\gamma_{eff}z$ 值可由实验测量到的离子能量损失率 $(-dE/dx)_h$，与具有相同速度的质子穿过相同物质所具有的能量损失率 $(-dE/dx)_p$ 做比较而得到：

$$\left(-\frac{dE}{dx}\right)_h = (\gamma_{eff}z)^2\left(-\frac{dE}{dx}\right)_p$$

即

$$\gamma_{eff}^2 = \left(\frac{1}{z}\right)^2 \cdot \frac{\left(-\dfrac{dE}{dx}\right)_h}{\left(-\dfrac{dE}{dx}\right)_p} \tag{1-11}$$

对大量的实验数据作拟合后，得到的经验公式可计算不同能量情况下的 γ_{eff} 值。或者，当由实验测定的电荷态分布已知时，从式(1-10)可计算出 γ_{eff} 值。

由 Barkas 等人得到的计算有效电荷数半经验关系式为：

$$\gamma_{eff}z = 1-exp\left(-125\beta z^{-2/3}\right) \tag{1-12}$$

离子在低速（$v < v_0 z^{2/3}$，即小于轨道电子的平均速度）时，离子的中性化概率变得很大，这时必须考虑外层电子对核库仑场的屏蔽。这时离子与靶原子碰撞的最近距离增大，离子只能激发或电离靶原子的最外层的一些电子，林哈德等人在理论上（称 LSS 理论）给出了超低能区入射离子的电子阻止本领公式：

$$\left(-\frac{dE}{dx}\right)_{\text{电离}} = z^{1/6}8\pi e^2 Na_0\frac{z \cdot Z}{(z^{2/3}+Z^{2/3})^{3/2}} \cdot \frac{v}{v_0} \tag{1-13}$$

式(1-13)中 a_0 是玻尔半径，v_0 是玻尔速度。

可见，如前所述，在低能区，离子的电子阻止本领随离子速度减小而减小。在超低能区，离子中性化了，电子阻止本领已趋近于零，另一种能量损失过程——核阻止发挥重要作用。图 1-1 表示了阻止本领与离子速度或离子能量的关系。实线为总的能量损失，虚线为电子阻止贡献，点线为核阻止贡献。

在能量高时，$(-dE/dx)_{\text{电离}} \propto 1/v^2$，速度稍低时（$\sim 2zv_0$），应考虑壳层修正。在速度稍大于 $v_0 z^{2/3}$ 处，曲线有一最大值。越过最大值后，由于离子速度变低，入射离子的电荷交换效应使有效电荷数减小，$(-dE/dx)_{\text{电离}}$ 反而减小。在这区域，没有合适的 $(-dE/dx)_{\text{电离}}$ 理论描述。在低能区，$(-dE/dx)_{\text{电离}} \propto v$；在超低能量时，核阻止贡献占优势。

第六节　离子的核阻止本领

离子在低速时,通过电子俘获,电荷态已接近中性,离子的原子核库仑场被它的核外电子所屏蔽;而且离子与靶原子核碰撞的最近距离增大,离子不能穿透到更靠近靶核的部位,靶原子核库仑场也被部分电子所屏蔽。所以,离子与靶原子核的相互作用要用屏蔽库仑势来描述。入射离子与靶原子核之间的碰撞,可以看作是两个自由粒子之间的弹性碰撞(实际上,不只是靶原子核,而是整个靶原子参与碰撞),导致离子能量损失和角度偏转。但在最末了的碰撞中,不能看作是完全自由的,必须考虑靶物质的化学结合能(约10eV)。林哈德等人用托马斯-费米模型来确定屏蔽效应,然后推导出核阻止本领公式。以无量纲物理量 ε 和 ξ 为单位来表示的核阻止本领表达式为:

$$\left(-\frac{dE}{dx}\right)_n = \frac{E}{\varepsilon} \cdot \frac{\xi}{x} \cdot \left(-\frac{d\varepsilon}{d\xi}\right)_n \tag{1-14}$$

式中

$$\varepsilon = \frac{E \cdot am_2}{zZe^2(m_1+m_2)} \tag{1-15}$$

称为入射离子的折合能量,而其中 m_1 为入射离子质量,m_2 为靶核质量,a 为屏蔽半径,$a=a_0 \cdot 0.8853(z^{2/3}+Z^{2/3})^{-1/2}$,玻尔半径 $a_0=5.29 \times 10^{-9}$cm;

$$\xi = x \cdot 4\pi a^2 N \frac{m_1 m_2}{(m_1+m_2)^2} \tag{1-16}$$

称为折合靶厚度。

为了比较这能区中核阻止贡献与电子阻止贡献的大小,把式(1-4)的电子阻止本领,也以无量纲物理量 ε 和 ξ 为单位来表达,从而得到:

$$\left(-\frac{d\varepsilon}{d\xi}\right)_e = k\varepsilon^{1/2} \tag{1-17}$$

式中

$$k = z^{1/6}\frac{0.08\,z^{1/2}Z^{1/2}(A_1+A_2)^{3/2}}{(z^{2/3}+Z^{2/3})^{3/4}A_1^{3/2}A_2^{1/2}}$$

A_1 和 A_2 分别为入射离子和靶原子的质量数。

当 $z \geq Z$ 时,$k \approx 0.1 \sim 0.2$;$z \leq Z$ 时,$k>1$。由式(1-17)可以看到,电子阻止本领随离子速度减小而减小,一直降到零;而核阻止本领,随着速度的减小,先是很快增加(约 $1/v^2$),在很低速度($v \leq v_0$)时,特别是对 $k<1$ 的情况,核阻止作用占优势,达到最大值后,然后趋向于零(见图1-1)。但对 $k>1$ 的情况,除能量极低时以外,电子阻止仍占优势。

低能离子与靶原子核的碰撞,不仅对离子的能量损失有贡献,而且这种碰撞会使离子偏转,离子径迹的末端偏离直线方向;同时,碰撞时,靶原子核发生反冲,造成靶物质的辐射损伤。所以,在离子的射程分布研究和辐射效应的研究中,入射离子与靶原子核的碰撞很重要。

第七节　离子在物质中的比电离

离子穿过靶物质(也称吸收体)时,使物质原子电离,产生电子-离子对。这是入射离子直接引起的电离,称为原电离。电离过程中放出的δ电子,如果具有几千电子伏的动能,它可以再次引起原子电离,产生更多的电子-离子对,称为次电离。在吸收体中总的电离是这两部分电离之和。

离子在物质中单位路程上的能量损失与离子速度、离子电荷有关,所以单位路程上产生的电子-离子对数目也就与离子的速度和电荷态有关。同种离子,速度慢的在单位路程上产生的电子-离子对数目较多;速度相同的离子,电荷数多的,在单位路程上产生的离子对数目较多。因此,离子穿过物质时,从路程的开始端到路程的末端(离子速度等于零),一路上所产生的电子-离子对数目分布是不均匀的。把单位路程上产生的离子对数目称为比电离,以S表示。当离子接近它的路程末端时,比电离达到最大值,这对应于电离损失率的最大值。越过峰值之后,由于离子能量几乎耗尽,比电离骤然下降,很快降到零。

第八节　离子在物质中的射程

离子在物质中运动时,不断损失能量,待能量耗尽,就停留在物质中。它沿原来运动方向所穿过的最大距离称为入射离子在该物质中的射程,以R表示。应当指出,"射程R"和"路程L"是两个不同的概念。射程是指入射离子在吸收物质中,沿入射方向从入射点到它的终止点(速度等于零)之间的直线距离,亦即沿入射方向穿透的深度;而路程L则是入射离子在吸收体中所经过的实际轨迹的长度。一般路程L大于射程R,路程L在入射方向上的投影就是射程R。

如果离子的质量大,它与核外电子的非弹性碰撞和它与原子核的弹性碰撞作用,不会导致入射离子的运动方向有很大的改变,它的轨迹几乎是直线,因此可以认为离子的射程R_h近似地等于离子的路程长度L_h。如果在整个能量范围内的dE/dx已知,则离子的路程长度L,可由能量损失率从初始能量E_0到末端能量(等于零)积分而得到:

$$L = \int_{E_0}^{0} \frac{dE}{\left(-\dfrac{dE}{dx} \right)} \tag{1-18}$$

但在入射离子能量低时,路程长度和射程之间有些差异,能量越低,差异越大,而且对不同吸收物质,这种差异大小也不相同。

总的说来,一束能量相同的离子的射程基本相等,但略有涨落,这种涨落现象称为射程歧离。我们测量或计算的射程都是指平均射程 R 而言。射程的单位可用 cm 或 g/cm^2 表示。

根据阻止本领与入射离子的 E/m 之间的关系,可以从一种离子的射程得到另一种离子的射程。如果在某一物质中质子的射程为 R_p,则电荷数为 z、质量数为 m、能量为 E 的另一种离子在该物质中的射程就是: $R_p(E/m)\cdot1/z^2$。但是,此关系式不适用于低能情况,因为没有考虑入射离子的电荷态变化。

同一种离子在不同物质中的射程,可用半经验公式计算:

$$\frac{R_a}{R_b}=\frac{\rho_b}{\rho_a}\cdot\frac{\sqrt{A_a}}{\sqrt{A_b}} \tag{1-19}$$

式(1-19)中 ρ_a 和 ρ_b 分别为两种靶物质的密度(g/cm^3), A_a 和 A_b 分别为它们的原子量。 A_a 和 A_b 相差不大时,此式计算的精度为 1.5%。

对于化合物或混合物,原子量 A 可以这样确定:

$$\sqrt{A}=n_1\sqrt{A_1}+n_2\sqrt{A_2}+n_3\sqrt{A_3}+\cdots\cdots+n_i\sqrt{A_i}$$

其中 n_i 和 A_i 分别为化合物中第 i 种物质成分的相对含量和原子量。

第九节　离子在物质中的散射

离子在物质中通过时,还会受原子核库仑场的作用而改变运动方向,这种现象称为散射。假定一束离子入射时,各离子的运动方向都相同,而且能量都相等,并使它们垂直地投射在厚度为 t、原子序数为 Z、单位体积原子数为 N 的散射体上,经过散射之后,离子将取不同的方向而运动,它的角分布可由下式决定,即所谓卢瑟福散射公式:

$$n(\theta)=\frac{n_0Nt}{4}\left(\frac{zZe^2}{mv^2}\right)^2\frac{1}{\left(\sin\frac{\theta}{2}\right)^4} \tag{1-20}$$

式(1-20)中 n_0 为入射离子总数, z 为离子的电荷数, v 为离子速度, θ 为散射角(即和入射方向所成的角度), $n(\theta)$ 是散射角为 θ 的单位立体角内被散射的离子数。

由上式可以看到:经过散射后,大部分离子的散射角都是比较小的,散射主要发生在小角度上,即多为小角散射;被散射在某一角度上,单位立体角内的离子数,与离子的质量数平方成反比,即离子愈重,被散射的离子数愈少,偏离到大角度上的数目就更少;离子的能量愈高,愈不易被散射,所以应该重视低能离子的散射。

严格说来,卢瑟福散射公式只是单次散射情况下才是正确的,即入射离子在通过散射体时,只有一次走得靠近核而受到库仑场的作用。这对于比较稀薄的散射体是近似正确的。对于较厚的散射体,入射离子在穿过的时候,将不止一次经过核的近旁而受到库仑场的作用,这就构成了多次散射,它的计算公式也要复杂得多。

上面所述的各种散射,都属于弹性散射,即散射前入射离子和核的总动能,与散射后的总动能是相等的。此外还有一种所谓非弹性散射,它的特征是散射前后的总动能不相等。它的过程是:入射离子具有较大的能量,因此能够走到十分靠近核,甚至穿过核的内部,而用一部分能量把核激发到较高的能级。这样,散射后的总动能就比散射前的总动能小。核的非弹性散射截面比较小,在通常情况下,这种作用可以略去不计。

第十节 离子在物质中的歧离现象

一、能量歧离

在讨论离子能量损失时,已知离子是与靶物质原子电子或靶原子核发生许多次碰撞而损失能量的。对任何一个特定的入射离子来说,它沿着径迹所经受的碰撞次数及每次碰撞时所转移的能量都是随机变化的。对一束具有相同能量的入射离子来讲,它们在靶物质中碰撞过程的统计涨落,使能量损失呈现一定的分布(也就是相同能量的入射离子,在靶物质中穿过同一距离后,这些离子的能量损失不是相等的)。前面所说的能量损失是对所有入射离子求平均而得到的平均能量损失,而每一个离子的能量损失是在这平均值附近涨落。这种能量损失的统计分布称为能量歧离。

在快速区,对能量歧离的主要贡献,也是离子与电子相互作用的结果。因此,可以用描述电离能量损失时相同的经典模型来近似地估算能量歧离,最后可得到能量损失分布的均方偏差为:

$$\sigma_e^2 \approx 4\pi z^2 e^4 N Z \Delta x \tag{1-21}$$

由式(1-21)可以看到,能量歧离与入射离子能量无关,它的均方根值与靶物质中单位面积上的电子密度 $NZ\Delta x$ 的平方根成正比。

用类似的办法,也可以得到核碰撞能量损失统计分布的均方偏差:

$$\sigma_n^2 = 4\pi z^2 Z^2 e^4 \left(\frac{m_1}{m_1+m_2}\right)^2 N\Delta x \tag{1-22}$$

则 σ_e^2 和 σ_n^2 之比为:

$$\frac{\sigma_e^2}{\sigma_n^2} = \frac{1}{Z} \cdot \left(\frac{m_1+m_2}{m_1}\right)^2 \tag{1-23}$$

对于轻离子,如 p、α 粒子,主要是 σ_e 的贡献;而对于重离子,核碰撞引起的能量歧离效应也应考虑。对重离子,除了离子与电子和核碰撞统计过程引起的能量歧离外,还存在着离子电荷交换过程统计涨落所引起的有效电荷态的分布,它也会引起能量损失形成统计分布。

总之,能量损失分布可以用高斯分布来描述:

$$\frac{n(E)}{n} = \frac{1}{a\pi^{1/2}} \cdot exp\left[-\frac{(E-\bar{E})^2}{\alpha^2}\right] \tag{1-24}$$

式(1-24)中 $n(E)/n$ 是具有能量为 $E \to E+dE$ 的离子数 $n(E)$ 与离子总数 n 之比，$\bar{E}$ 为离子穿过一定厚度靶物质后的平均能量，α 为歧离参数，代表能谱峰高度 $1/e$ 处的半宽度。α 与 σ_e 的关系为：

$$\alpha = \sqrt{2}\sigma_e = 2\sqrt{2}ze^2(\pi ZNt)^{1/2} \tag{1-25}$$

而 $\sigma = \mathrm{FWHM}/2.36$

式(1-25)中 t 为离子所穿过的靶厚度，σ 为标准偏差，FWHM 是能谱半极大值处的全宽度。

图 1-3 显示了单能离子在不同贯穿深度处的能量分布情况，X 为距离，E 为能量，$f(E, X)$ 表示分布函数。在表面时，入射离子能量 E_0 是单色的，分布很窄，越到靶物质深部，平均能量越来越小，由于能量损失过程的统计涨落，能量分布越来越宽。

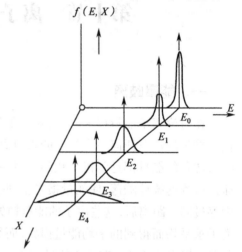

图 1-3　入射离子在靶物质中不同
深度处的能量分布

二、射程歧离

离子与物质碰撞过程的统计涨落，不仅引起能量歧离，而且还造成离子在物质中的射程歧离现象，即能量相同的入射离子束，它的射程长度有一分布，个别离子的射程是在平均值附近涨落。这种射程歧离会导致离子束 Bragg 峰的加宽。

射程歧离与能量歧离相关，它们有：

$$\sigma_R^2 = \left(-\frac{dx}{dE}\right)^2 \cdot \sigma_E^2 \tag{1-26}$$

对于重离子，射程歧离相对于离子本身的射程是非常小的，射程涨落的大小是平均射程值的百分之几。对低速离子，电子阻止对射程歧离的贡献可忽略，主要是核阻止过程决定着射程歧离。

三、角度歧离

除了能量歧离和射程歧离现象外，还存在着角度（运动方向）歧离。单个入射离子在靶物质中，与靶核碰撞而产生小角度偏转，许多次碰撞结果，导致离子偏离原来的运动方向（多次散射现象）。一束具有相同入射方向的离子，在靶物质中穿过 t 厚度后，离子运动方向的角度偏转有一分布。多数离子沿着入射束方向出射，部分离子偏离原来方向，向两侧出射。显然，因偏转方向是轴对称关系，平均偏转应为零。采用角度偏转的均方值来表示角度的歧离程度。入射离子与靶原子电子碰撞引起的偏转可以忽略，主要是核碰撞的贡献。角度偏转的均方值为：

$$\overline{\theta^2} = \frac{2\pi z^2 Z^2 e^4}{E^2} Nt \; ln \; \frac{\alpha_0 E}{e^2 z Z^{4/3}} \tag{1-27}$$

上面详细地讨论了离子在物理学上表现出一些特点，可以利用这些特点在生命科学中，充分发挥它的优势，应用于各个领域。比如，在肿瘤治疗上可以用来高效、准确地杀死癌细胞，而周围的健康组织免遭（或减小）损伤，正像一把锋利、不流血的手术刀，使放射治疗技术得到创新和提升，更好地造福人类。

第十一节　质子碳离子在肿瘤治疗中常用物理量

一、相关物理量

离子与物质作用产生的次级电子，在通过物质时，把能量授予物质的原子和分子，使它们激发、电离或者发生结构上的变化，从而产生各种化学的和生物学的效应。因此，离子运动过程也是能量传递过程，这种能量传递过程有如下特点：

（1）单次碰撞具有随机性，也就是说单次碰撞发生的地点和单次碰撞能量传递的大小都是随机的。

（2）单次碰撞所产生的次级电子（如动能在 100eV 以上的 δ 电子）可能将一部分能量沉积在远离碰撞点的区域。

（3）能量传递具有不连续性和不均匀性，即能量传递通过一次次碰撞实现的。从一般的输运理论出发，可以对能量传递过程进行系统的处理。

与离子运动过程中能量传递相关的物理量包括吸收剂量、离子流强、离子注量、离子注量率、离子剂量和离子剂量率等。

吸收剂量（absorption dose，D）描述离子通过时，在该点附近小区域内离子能量沉积的多少，它定义为：

$$D = \Delta\varepsilon / \Delta m \tag{1-28}$$

式（1-28）中 Δm 为该小区域内的物质质量，$\Delta\varepsilon$ 为沉积在该区域内的平均能量。在国际单位制中，吸收剂量使用的专用单位是戈瑞（Gy），$1Gy = 1J/kg$。

简单地说，吸收剂量就是在单位质量的物质中所吸收的辐射能量，是一个宏观物理量，它不能反映能量传递基本过程中的不连续性和随机性。只有当 Δm 足够大，以至于可以忽略进入 Δm 中的粒子数和能量沉积的统计涨落时，它才有意义。尽管如此，它仍可作为预计辐射效应的基本依据。

离子流强（ion intensity，I），单位时间内通过某一给定面积的离子数目。$I = dN/dt$。单位：例如 1/ 秒（1/s）。

离子注量（ion fluency，F），在给定时间间隔内，进入以空间某点为中心的一个球体的离子数目除以该球体截面积的商。$F = dN/da$。单位：例如 1/ 厘米 ^{2}（1/cm^2）。

离子注量率（ion fluency rate，f），在时间间隔 dt 内，离子注量的增量 dF 除以该时间间隔 dt 的商。$f = dF/dt$。单位：例如 1/ 厘米 ^{2}·秒（1/cm^2·s）。

离子剂量（ion dose, D），离子授予单位质量物质的平均能量。$D = dE/dm$。单位：1 戈瑞（Gy）= 1J/kg。

离子剂量率（ion dose rate, d），在时间间隔 dt 内，吸收离子剂量的增量 dD 除以该时间间隔 dt 的商。$d = dD/dt$。单位：例如戈瑞 / 分钟（Gy/min）。

二、传能线密度

传能线密度（linear energy transfer, LET）定义为特定能量的带电粒子在穿行距离 dx 后授予该区域介质的平均能量 dE，即 LET $= dE/dx$。这里 dx 是离子在物质中通过的距离，dE 是由于离子通过物质时与其碰撞，在 dx 路程上传递给物质、被物质吸收的平均能量，它的常用单位是 keV/μm。因此，传能线密度 LET 反映了沿着离子径迹物质吸收能量的空间分布。计算此平均值的方法有两种，一种方法是计算径迹均值，将径迹分为若干相等的长度，计算每一长度内能量沉积的量，求其平均值，称为径迹平均 LET；另一种方法是计算能量均值，将径迹分为若干相等的能量增量，再把沉积在径迹上的能量除以径迹长度，称为能量平均 LET。两种计算方法都可得出平均 LET 值，但可因辐射种类不同而有差别。

因为所指物质吸收的能量不一定等于离子损失的能量。所以，这里的 LET 与前面讨论的阻止本领是有区别的，阻止本领表征着单位路程上离子在通过物质时损失的能量，包括电子碰撞能量损失、核碰撞能量损失和韧致辐射损失。而韧致辐射有可能将离子的部分能量损失到所指物质的体积之外。

而且，在电子碰撞能量损失中，由于碰撞产生的能量较高的次级电子（δ 射线），会把能量损失到离初级离子径迹较远的地方，而不能"就地"损伤离子径迹附近处的生物分子，所以常常将这些高能次级电子与初级离子分别考虑。于是，对传递的能量，设定了一个限定值 Δ，它的单位常以 eV 表示，这时传能线密度就写成：

$$LET_\Delta = \left(\frac{dE}{dx}\right)_\Delta \tag{1-29}$$

对于 LET_{100}，就是指单位路程上，由传递小于 100eV 能量的那些碰撞所传递给物质的能量；LET_∞ 便是对碰撞不加限制的 LET，通常省略符号 ∞，它就是第四节中所说的离子在物质中的电子碰撞阻止本领（$-dE/dx$）。

离子在行进过程中，随深度形成了一条能量损失率曲线，叫 Bragg 曲线，它相应于传能线密度曲线。在这条曲线上，离子入射时能量相对较高的前端平坦区，叫坪区；离子能量快到耗尽时的末端，叫峰区。这两个区域，有着显著不同的 LET 值，峰区要比坪区高几倍，甚至十几倍。在离子通过的不同深度上，存在着不同的 LET 值，出现了 LET 谱，它可以采用 LET 计数器测量。于是，能够得到入射离子在不同深度上传递的剂量：

$$D = \textstyle\sum_i LET_i \times N(LET_i)/N \tag{1-30}$$

式（1-30）中 LET_i 表示在某个深度上 LET 谱中第 i 个 LET 值，$N(LET_i)$ 是相应于 LET_i 的离子数，N 为入射初级离子的总数，它们是采用闪烁计数器测量的。这样，就可得到某个深度上的剂量平均 LET，它是一个很有用的量，由下式决定：

$$LET_D = \frac{\sum_i LET_i^2 \times N(LET_i)/N}{\sum_i LET_i \times N(LET_i)/N}$$

(1-31)

另一方面，重离子即使在坪区，其 LET 值也比相同能量的常规辐射（γ 射线、电子束、X 射线）和质子束的高，故常以高 LET 辐射著称。其实，高 LET 与低 LET 是相对的，从表 1-2 列出的不同能量的各种辐射粒子的 LET 值。可以看到，相同辐射粒子由于能量不同，LET 值也不相同。所以，不能笼统地将某种辐射粒子归属于高 LET 辐射，还是低 LET 辐射。但是，通常在治疗上有意义、能达到一定深度的辐射，其 LET 值低于 10keV/μm 的，称为低 LET 辐射；而高于 10keV/μm 的，称为高 LET 辐射。

表 1-2　不同能量的各种辐射粒子的 LET

辐射粒子	LET/(keV/μm)	在治疗上 LET 属性
γ 射线（1.25MeV）	0.27	低
X 射线（250kV）	2.0	低
电子 e（1MeV）	0.18	低
质子 p（1MeV）	27	高
（100MeV）	0.7	低
α 射线（1MeV/u）	105	高
（100MeV/u）	3	低
中子 n	55	高
碳离子 ^{12}C（1MeV/u）	700	高
（100MeV/u）	26	高

三、相对生物效率

辐射性质对生物效应有着明显的影响，不同类型的辐射有着不同的致伤能力。为了比较不同类型辐射诱发生物学效应的强弱，引入了"相对生物效率（relative biological effectiveness，RBE）"的概念。RBE 值通常是以 250kV 的 X 射线作为参考辐射，由它产生某种生物学终点效应所需的吸收剂量与所研究的另一类型辐射产生同一种生物学终点效应所需吸收剂量之比值。即：

$$RBE = (D_X/D)_{\text{同一生物学终点效应}}$$

(1-32)

这里必须指出，相对生物效率不仅依赖于辐射种类，而且还依赖于细胞与组织的类型、所选择的生物学终点及其定量水平（譬如细胞存活率多大）以及离子的能量和剂量。两种辐射分别照射时，生物体还应该处在完全相同的条件。重离子的径迹结构决定了其生物学效应的高效性，其 RBE 值通常大于 1。

以野生型 CHO 细胞和辐射敏感突变体 XRS 的存活曲线为例，在采用碳离子与 X 射线辐照的情况下，野生型 CHO 细胞在 10% 存活水平上的 RBE 接近于 3，而敏感突变体的 RBE 只有 1.45。这个结果的实质是，由于它们对 X 射线的剂量响应曲线，在半对数坐标纸上形状不同，野生型细胞显示了一个明显带肩的响应曲线，而敏感突变体就变成了接近于直线的响应曲线，这是由于细胞修复系统出现了缺陷。

RBE 会随离子能量减小而增加，在高能碳离子进入人体后，能量逐渐降低，当能量降到 10~20MeV/u、进入 Bragg 峰区时，杀伤效率最高，RBE 达到最大，这时对应的剩余射程约为 0.4~1.4mm，接近离子射程末端。

RBE 还依赖于剂量水平，实验得到 X 射线和离子具有不同形状的存活曲线。因为存活曲线的形状不同，它们的比值（RBE）不是一个常数，而是随剂量水平增加而减小，最高的 RBE 值是在非常低的剂量水平上。

RBE 还与存活率有关。现以细胞存活的线性平方模型 $S=e^{-\alpha D-\beta D^2}$ 为例，其中 S 为细胞的存活率，D 为吸收剂量，α 和 β 分别为线性项及平方项系数。于是可得：

$$D=\frac{-\alpha+\sqrt{\alpha^2-4\beta lnS}}{2\beta} \tag{1-33}$$

根据定义，存活率为 S 的相对生物效率为：

$$RBE=\frac{\beta}{\beta_x}\cdot\frac{-\alpha_x+\sqrt{\alpha_x^2-4\beta_x lnS}}{-\alpha+\sqrt{\alpha^2-4\beta lnS}} \tag{1-34}$$

式（1-34）中 α_x、β_x 分别为细胞对参考辐射（X 射线）响应时的线性项和平方项系数，从已有资料中可查到；α、β 分别为细胞对离子束响应时的线性项和平方项系数，目前已有大量离子束辐照体外培养的哺乳动物细胞的实验，给出了 α、β 与剂量平均 LET_D 的关系（图1-4）。这样，只要我们知道离子在不同贯穿深度上的剂量平均 LET_D，就可由式（1-34）确定该贯穿深度上某一存活水平 S 下的相对生物效率。

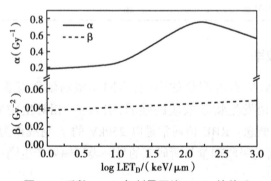

图 1-4　系数 α、β 与剂量平均 LET_D 的关系

从 RBE 定义可以看到，RBE 值愈大，表明此类辐射对生物的效应愈大。RBE 除了同细胞与组织的类型、所选择的生物学终点及其定量水平、离子的能量和剂量有关外，还与 LET 有关。

RBE 和 LET 的关系，其一般规律如图 1-5 所示。原则上，LET 值越大，杀死细胞的能力越强，因而 RBE 越高，但应记住，它们不成线性关系。对真核细胞，LET 较低（<1keV/μm）时，$RBE\approx1$，然后随 LET 的增加，RBE 很快增大，并在某一 LET 值时，达到最大值。对于较高等的生物，如哺乳动物细胞，RBE 一般在 100keV/μm 附近达到最大，存在一个极值。然后

由于"超杀"效应(即给予细胞的能量大大超过了使其致死的量),很多能量被"浪费"掉了,RBE 反而随着 LET 的增大而下降,甚至低于 1.0。

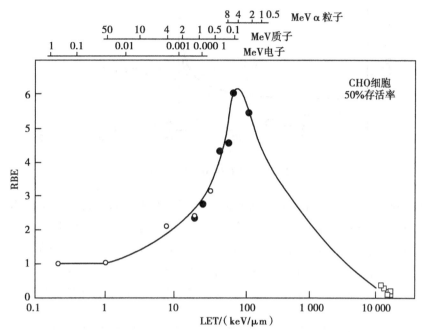

图 1-5 不同粒子辐照 CHO 细胞,在 50% 存活率下 RBE 与 LET 的关系

第十二节 重离子在肿瘤治疗中的优势

重离子在医学上最典型的应用,就是治疗肿瘤,尤其是对人类生存具有严重威胁的局限性恶性肿瘤,疗效显著,可谓是当今放射治疗中对健康组织损伤最小、治疗成功率最高的理想方法。这项技术应用的科学优势体现在如下几个方面:

一、独特的深度剂量分布

由本章第四节可以看到,对于带电离子入射物质后,一方面随着能量不断损失而慢化,速度 v 逐渐减小;另一方面离子在路程上,因电荷交换获得电子,而使其电荷数 z 变小(这时常采用有效电荷数的概念)。因此,在开始一段较长的路程上,离子的电离能量损失率 $(-dE/dx)_{电离}$ 几乎保持不变。随着离子不断深入,速度越来越小,而有效电荷数不再变化,最后 $(-dE/dx)_{电离}$ 会骤然增大,直到离子能量迅速耗尽,在射程末端 $(-dE/dx)_{电离}$ 陡然降落,形成了一个尖锐的能量损失峰,这就是 Bragg 峰。整个能量损失过程形成的这条曲线,就是能量损失率曲线,也叫 Bragg 曲线(图 1-6)。

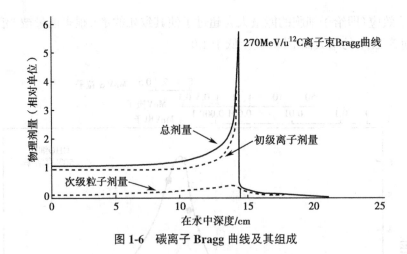

图 1-6 碳离子 Bragg 曲线及其组成

在肿瘤治疗中,质子碳离子束与别的辐射源相比有着独特的优势。常规 X 射线、γ 射线、电子束和中子束在放射治疗中,由于这类辐射源的深度剂量分布呈指数衰减型(图 1-7),所以机体受到的最大剂量是处在皮肤表面或机体浅层。如果肿瘤病灶处在深层,那么肿瘤病灶前的健康组织反倒受到了最大照射,而且还不好控制和减少肿瘤病灶后面的剂量,使病灶后面的正常组织也无法避免伤害,这就是这类辐射源深度剂量分布的"先天不足"。

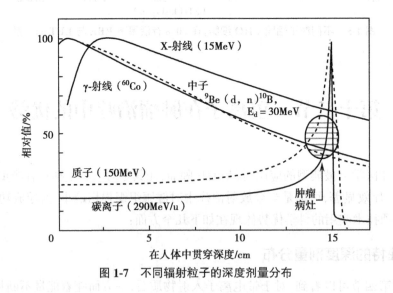

图 1-7 不同辐射粒子的深度剂量分布

离子束正好与它们相反,它具有一个 Bragg 峰(图 1-7),峰位的 LET 高,即在单位路程上离子传输给组织的能量,要比常规射线传输的大得多,因此离子束的杀伤力强。而且它的峰位深浅,可通过加速器或降能器改变离子束的能量来调节。如果肿瘤病灶处在深层,那么就将离子束能量调高,使 Bragg 峰调到深层;如果肿瘤病灶处在浅层,那么就可采用降能器将离子束能量调低,总可以把 Bragg 峰瞄准在病灶上,病灶便可得到最大剂量。峰前的平坦区,它的 LET 相对较低,当离子束通过这个坪区时,传输给该区健康组织的能量较少,健康组织只受到较小剂量,造成的伤害不大;还可看到,Bragg 峰下降非常陡峭,在峰后基本上不再受到照射,正常组织可以避免损伤。

理论上,单能离子 Bragg 峰的宽度是很窄的,如果病灶在深度上有一定的厚度,可采用脊形过滤器或旋转射程调制器将 Bragg 峰展宽,以适应治疗的需要(图 1-8)。根据日本国立放射线医学综合研究所(NIRS)在千叶县重离子医用加速器(HIMAC)上的治疗经验,一般展宽成 15cm 就能满足要求。

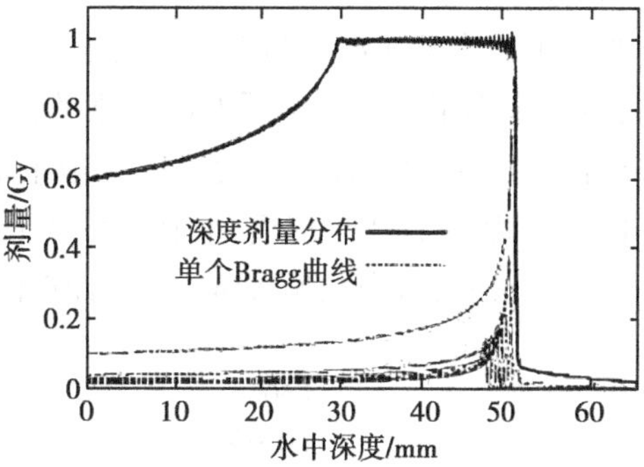

图 1-8 Bragg 峰展宽过程图

二、小的横向散射与射程歧离

由本章第九节知道,因为作为炮弹的离子要比靶物质中的电子质量大得多,所以在碰撞过程中,离子在原来方向上散射很小,几乎不发生什么偏离。这种几乎直线行进的性质,使离子对物质的损伤范围限定得非常清晰准确。因而在治疗中,离子照射剂量范围的边缘比较清晰,可使照射区更接近计划区,使肿瘤得到更为准确的剂量,剂量精度可达 ±2%。图 1-9 是不同离子在水中随贯穿深度增加,束流半高宽(FWHM)的变化情况,即横向发散情况。可以看到,对于常发肿瘤深度(9~13cm)而言,碳离子和氖离子的横向发散分别还不到 1mm 和 0.5mm,而质子的横向发散将近为 3mm,因而,在治疗中使用碳离子的话,它在照射区域周围只有很小的半影,横向剂量范围精度可控制在毫米量级上,常规辐射是难以做到的。

从本章第十节知道,尽管单个离子有其确定的射程,但由于离子能量沉积的统计特性,离子束就会产生射程歧离,这种射程歧离会导致离子束 Bragg 峰的加宽。但离子束射程歧离比起常规射线和中子束的射程歧离要小得多,这种歧离相对于离子束本身的射程也非常小。现以射程为 10cm 的质子和碳离子为例,它们的射程歧离分别为各自射程的 1.0% 和 0.3%(图 1-10)。由此可知,重离子束治疗在深度上的精度(包括位置和剂量)是很高的。

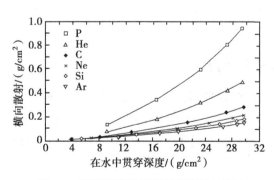

图 1-9 不同离子随贯穿深度的横向散射

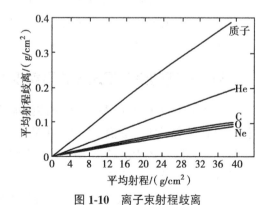

图 1-10 离子束射程歧离

三、可在线监控离子的位置与强度

当能量超过库仑位垒的离子穿过物质时,会发生核反应,有些反应以 <1% 的概率,产生发射正电子的同位素碎片,例如:$^{11}_{6}C$(半衰期 $T_{1/2}$= 20.4min)、$^{13}_{7}N$(10min)、$^{15}_{8}O$(2.04min)和

$^{19}_{10}Ne(17s)$等。这些同位素碎片具有与初始离子几乎相同的方向和几乎相等的射程。这样，当发射出来的正电子与电子发生湮灭反应时，就可以用γ相机通过测量正正电子湮灭产生的γ辐射，来确定发射正电子的同位素的位置与强度，再通过计算和适当的修正，就可以得到初始离子停留的位置和强度。这就是正电子发射断层扫描术（positron emission tomography，PET）。由图 1-11 可以看到，在组织当量靶体中，产生的发射正电子放射性碎片束^{11}C 和^{10}C的实测分布，以及初始稳定束^{12}C计算的物理剂量分布。

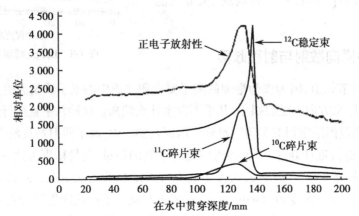

图 1-11　放射性碎片束^{11}C 和^{10}C 与初始稳定束^{12}C 的相对位置和强度

四、可获得剂量均匀的大照射野

由于离子是带电粒子，所以可以利用磁场来引导离子的走向，达到束流扫描。扫描有两种方式，一种是在宽束治疗情况下，将束流扫描成剂量均匀的大照射野，根据 HIMAC 治疗经验，20cm × 20cm 的照射野就足够了，在这样大的照射野上，剂量均匀度可以做到好于96%；另一种是在点（spot）或栅（raster）扫描情况下，根据治疗计划将所需要的离子束剂量，沉积在每个治疗体积元（voxel）中，并在每个切片层面上扫描成所需截面形状，同样可达到大面积照射，这就是德国重离子研究中心（GSI）实现的"主动"式最先进的点、栅扫描技术。

五、灵活的束流配送方式可实现调强适形治疗

离子束不仅可以在横向上通过磁扫描获得大的照射野，而且还可通过多叶光栏或点、栅扫描得到任意形状的截面。同时，在纵向上还可采用 Bragg 峰展宽或离子束能量的改变，将剂量输送到肿瘤体积的整个深度上。这种三维照射的结合过程，就是所谓的适形治疗，可以圆满地治疗一个立体肿瘤。

最简单的一种方式是通过"被动"式束流配送，达到适形治疗。束流先通过一个复合散射系统，改造原来的高斯分布，在二维方向上产生一个平坦的治疗野。由于离子散射不严重，因而还需采用磁性"颤动（wobbling）"系统，按照磁铁的激励方式，束流能旋转式描绘成同心圆，或者是直角场，在这个大面积场上，通过准直器（通常是圆孔），使辐照束流正好覆盖最大的靶截面。

在场的深度方向,使加速离子的能量正好调节到肿瘤靶体所处的最大深度,同时采用"旋转式射程调制器(range-modulating propeller)(图 1-12)"或"固定式脊形过滤器(ridge filter)(图 1-13)"调制得到"展宽的 Bragg 峰"(spread out Bragg peak,SOBP),使照射场在深度上产生一个与肿瘤靶体深度相当的平坦的剂量分布,这样,就得到了一个笼罩着肿瘤的圆柱体辐照场。在对不规则肿瘤治疗时,笼罩在这个圆柱体内的正常组织也受到了辐照,对最大靶截面后的正常组织,可用补偿器(图 1-14)来消除照射。

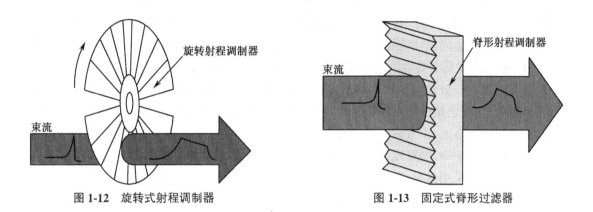

图 1-12　旋转式射程调制器　　　　　　　图 1-13　固定式脊形过滤器

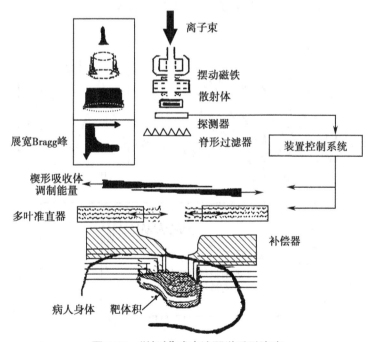

图 1-14　"被动"式束流配送适形治疗

为了消除对正常组织的损伤,需要改进上述照射方法,采用楔形吸收体(wedge absorber)调制出不同能量,将不同能量的 Bragg 峰展宽成小的宽度(例如 4mm)。然后将它们逐步堆叠起来,这就叫"射程叠层(range-stacking)"。同时还采用"多叶准直器(multi-leaf collimator)"，按照每个叠层外形来调整。首先将第 1 个 SOBP 定位于肿瘤靶体最深处，驱动多叶准直器，限制大面积束流截面形状符合此处肿瘤的截面形状，构成这个深度上所希望的治疗野；在这个深度上递送了所需剂量之后，第 2 个 SOBP 靠降低能量被缩短在第 2 个叠层上，照射野的大小和形状由多叶准直器来改变，进行第 2 层的治疗；就这样一层一层向浅层移动，直到肿瘤整个体积接收到所规定剂量（图 1-14）。

　　另一种是"主动"式束流配送方式，通过加速器改变能量（GSI 可以改变出 255 个不同能量），来控制纵向上不同深、浅层的治疗，将肿瘤"切"成若干薄片，由深到浅逐片照射。如果由能量调节得到的、从一片到下一片的射程步，大于 Bragg 峰的最大宽度，那么在纵向剂量分布上就会产生周期性波纹。为解决由切片叠加造成深度剂量分布的不均匀性，对每片的小 Bragg 峰展宽是必要的。这时可采用"波纹过滤器（ripple filter）"，实际上它就是固定的小型脊形过滤器。波纹过滤器由 2mm 厚的树脂玻璃（PMMA）板组成，上面开有周期性精细凹槽结构，它完全是根据束流侧向散射原理铣出来的，可安装在病人上游 65cm 处与束流方向正交的等中心上，作为一个固定装置。图 1-15 是波纹过滤器的一个实例。这种波纹过滤器可以把 Bragg 峰，展宽成半宽度大于 2mm 的高斯峰，它们的叠加，有助于平滑切片厚度上的剂量分布。采用这种装置后，可减少能量步数（即切片数）2~3 倍，本来需要 50 多个能量步，现在只要 16 步，就能达到同样要求，大大缩短了整个辐照时间，同时可以增加每片上的离子注量，有利于束流强度和位置的监测精度。这对有一定厚度（例如 2cm）的浅层（相应于离子能量 E<150MeV/u 的小贯穿深度）肿瘤辐照特别有效。

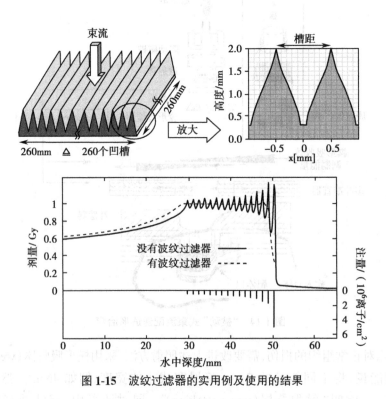

图 1-15　波纹过滤器的实用例及使用的结果

横向上按照治疗计划的设置,采用小直径(5~10mm)"铅笔束",由扫描磁铁控制,使其扫过的面积和形状与肿瘤切片的截面完全一致,在治疗野扫描时,停留在每个体积元上所要求的时间(一般不到 1ms),由规定的剂量来决定,所以主动配送系统不仅可以做到适形治疗,而且还可以做到调强治疗(图 1-16)。

如果束流在每个体积元上给足剂量后关断束流,再移向第 2 个体积元进行照射,就是上面所说的点扫描;如果不关断束流,依次逐点照射体积元,即为栅扫描,目前多数采用的是栅扫描。为了横向剂量分布得平滑均匀,体积元(一般为边长 3mm 的立方体)截面应小于束斑的 2~3 倍。如果一个肿瘤切割有 10^5 个体积元,则在每个体积元上照射的时间,只有几百 μs,这就要求探测器和控制系统的响应特别快,若递送剂量的精度为 ±2%,要求时间控制有更高的精度。

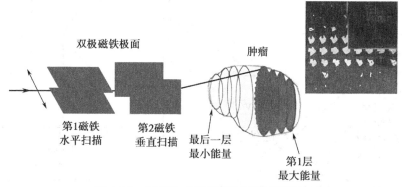

图 1-16　"主动"式束流配送调强适形治疗

根据质子碳离子治疗系统技术审查指导原则,离子束 Bragg 峰后沿剂量宽度由 100% 下降到 30% 的水平距离要求小于 3mm,射程末端的横向剂量半影由 80% 到 20% 的水平距离要求小于 4mm,靶区剂量的非均匀性好于 ±5%。为满足这些要求,治疗装置的束流配送系统应尽可能避免使用射程调节器与射程调制器,以同步加速器主动变能配合束流扫描进行的"主动"式束流配送为最佳。

第十三节　治疗肿瘤的离子参数优化选择

一、离子种类

重离子治癌中最佳离子种类的选择,需要系统考虑不同离子束对细胞的剂量效应。图 1-17 为高能和低能碳、氧、氖离子,对 CHO 细胞存活实验的测量结果,这些高能离子的起始能量虽然不同,但在水中有着相同的射程,图中右方三条曲线,可以代表它们处在 Bragg 曲线的坪区,即健康组织部位,如果高能离子在通过坪区时沉积给健康组织的剂量较小,例如在1Gy以下,则上述三种离子造成的存活率基本相同(约在60%以上);而这三种低能离子(11MeV/u左右)可代表它们在Bragg曲线的峰区附近,即处在肿瘤部位,治疗时要求达到的存活率若为10%,则可看到在这相同存活率条件下,碳离子要求的剂量最低,约1.8Gy,而氧、氖离子分别要求的剂量约为2.3Gy和2.7Gy。这就清楚地显示,从生物学效应方面考虑,碳离子优于氧、氖离子,因而碳离子应是首选的治癌离子种类。

从离子的相对生物效率RBE与氧增强比OER(oxygen enhancement ratio,定义为缺氧与有氧条件下受照射的生物体出现同等生物效应所需吸收剂量的比值)随LET变化的情况来看(图1-18),碳离子也是最佳的离子种类之一。

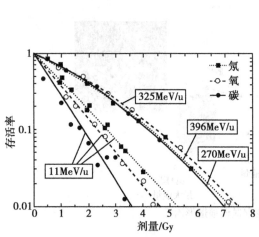

图1-17 高能和低能碳、氧、氖离子束对CHO
细胞的存活效应

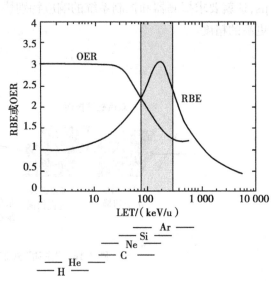

图1-18 OER和RBE随LET变化的情况

当碳离子进入机体后,行进到射程末端时,能量降为10MeV/u左右,这时剩余射程约为400μm,而LET却升高到100~200keV/μm,此时RBE最大,OER却在下降,可达到2以下,即碳离子到达肿瘤靶区时,有着很大的杀伤力。而比碳重的离子,如Ne、Si、Ar,当它们到达肿瘤靶区、射程终点附近时,尽管OER在进一步下降,RBE处在较大的区域,但在离子快停止时,由于"过杀死"效应,它们的RBE反而会降下来;同时,它们在行进过程中,会产生比较多的碎片,在Bragg峰后会拖一个比较长的尾巴(图1-19),使剂量边缘模糊,治疗时会使病灶后面的健康组织受到照射,造成损伤。而比碳轻的离子,RBE较小,OER较大,对于治疗都是不利的。从图1-19还可看到,当采用展宽的Bragg峰进行治疗时,氖离子和质子的峰坪剂量比都比碳离子的小,在峰区相同剂量情况下,碳离子给肿瘤前健康组织的伤害最小。

美国在1975—1992的17年离子束临床治疗结果与跟踪评价中,也基本上肯定了碳离子是治疗的最佳选择。根据治疗用各种粒子在物理学上(LET及深度剂量分布)和生物学上(RBE)表现的比较,碳离子明显占有优势(图1-20和表1-3)。

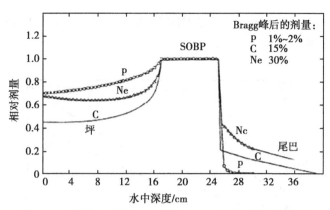

图 1-19　质子、C 离子、Ne 离子 Bragg 峰前后的剂量份额

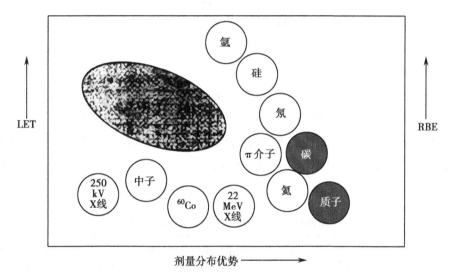

图 1-20　现有辐射粒子的 RBE、LET 与剂量分布优势比较

表 1-3　各种辐射粒子生物物理特性的比较

辐射粒子源	物理学优势（LET）	生物学优势（RBE）	剂量分布优势（局域化）
常规辐射	-	-	-
中子	+[*]	+	-
质子	-	-	+
碳离子	+	+	+

[*] 中子的 LET，主要是由中子与物质作用时，生成的低能反冲质子做的贡献。

二、离子能量

已经决定采用碳离子后，就需要确定临床治疗时的能量范围。根据碳离子在水中射程与能量的关系曲线（图 1-21），以及人体体形的线度，可以知道最高能量 430MeV/u 是合适的,它能够在体内达到 30cm 深度。根据 HIMAC 治疗经验,东方人 25cm 的射程就够了,这时碳离子能量只需 380MeV/u。

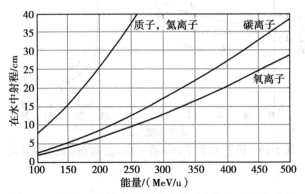

图 1-21 质子、氦、碳、氧离子束在水中射程与能量的关系

三、离子剂量

根据治疗经验,对 1 升肿瘤靶体积,为了达到杀死肿瘤细胞,就需要一定的累积剂量,在采用 5~6Gy/min 的剂量率情况下,它要求的离子束强度,取决于肿瘤体积的截面积和厚度。表 1-4 列出了三种不同截面积和厚度的肿瘤体积所要求的束流强度。由表 1-4 可见,10^8~10^9pps(pps 为每秒粒子数,是束流强度单位)是个合适值。这时,一次治疗时间一般不会超过 10min。

表 1-4 肿瘤体积为 1L、剂量率为 6Gy/min 所要求的束流强度

肿瘤参数		C 离子所要求的束流强度 /pps	O 离子所要求的束流强度 /pps	Ne 离子所要求的束流强度 /pps
肿瘤厚度 /cm	肿瘤截面积 /cm²			
2.5	400	6.7×10^8	4.8×10^8	3.0×10^8
5	200	4.5×10^8	3.4×10^8	2.3×10^8
20	50	2.2×10^8	1.6×10^8	1.0×10^8

(卫增泉 李宛时)

第二章

质子碳离子肿瘤治疗的生物学基础

第一节　直接作用和间接作用

直接作用（direct effect）是指电离辐射的能量直接沉积于生物大分子（DNA、RNA、蛋白）上，引起电离和激发，导致生物大分子的结构变化和生物活性的丧失。

细胞内 80% 的组分是水，当电离辐射的能量被水分子吸收，电离或激发的水分子可生成羟自由基（$\cdot OH$）、氢自由基（$\cdot H$）、水合电子（$e_{水合}^-$）等活性物质（图 2-1），这些活性物质再作用于生物大分子，从而破坏后者的结构和功能，这种作用方式称为间接作用（indirect effect）。

$$H_2O \xrightarrow{\text{激发}} H_2O^* \longrightarrow H\cdot + \cdot OH$$

$$H_2O \xrightarrow{\text{电离}} H_2O^+ + e^- \begin{cases} +H_2O \longrightarrow H_2O^- \longrightarrow H\cdot + OH^- \\ +H_3O^+ \longrightarrow H\cdot + H_2O \\ +H_2O \longrightarrow e_{水合}^- \end{cases}$$

$$\downarrow$$

$$H^+ + \cdot OH$$

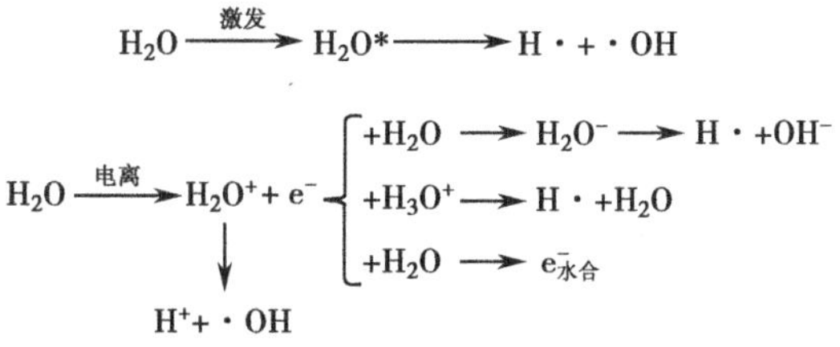

图 2-1　水的电离和激发

对于 X 射线来说，直接作用是吸收的光子产生次级电子并与 DNA 相互作用，间接作用是次级电子作用于水分子产生自由基，自由基进一步对 DNA 产生损伤（图 2-2）。一般认为，X 射线生物学效应中的三分之二是间接作用引起的，由于间接作用主要是自由基的化学作用介导的，所以通过清除自由基可以明显减弱 X 射线的生物学作用。

为区分研究直接作用和间接作用，可用电离辐射照射干燥的 DNA 或水溶液中的 DNA，在干燥状态下只有 DNA 分子，所以只存在直接作用；而在水溶液中直接作用和间接作用同时存在，并可通过自由基清除实验来估计间接作用的贡献。用质子分别照射两种状态的质粒 DNA 分子，结果发现在处于水溶液中的 DNA 分子的单链断裂和双链断裂显著高于干燥状态，说明质子与 X 射线类似，间接作用占有主导地位。

碳离子等高 LET 辐射也同样存在直接作用和间接作用；但是，它们属于致密的电离辐射，相对于 X 射线等稀疏电离辐射而言，直接作用较强。LET 超过一定数值后，诱导生成的自由基数量会发生下降，可能的原因是高 LET 辐射在其径迹局部生成高密度的自由基，这些自由基之间发生重组反应，阻止了自由基向周围扩散从而保护了生物大分子，这可能是高 LET 辐射间接作用较弱的原因之一。表 2-1 是采用不同射线体外照射细胞，并进行自由基清除实验，根据细胞克隆形成能力的改变来研究不同 LET 辐射的间接作用，自由基清除实验保护份额越高，说明间接作用越明显。表中数据表明，^{60}Co γ 射线的自由基清除实验保护份额接近 90%，说明 ^{60}Co γ 射线对细胞的损伤过程中间接作用占据主导地位。对于高 LET 辐射，随着 LET 的升高，自由基清除的保护能力逐渐下降，说明直接作用的效应越来越明显，但是间接作用还是占据相当的份额。当 LET 超过

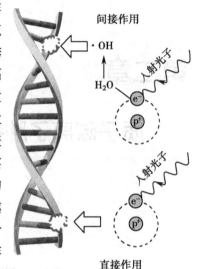

图 2-2　X 射线的直接作用和间接作用

1 000keV/μm 时，间接作用的贡献下降至 30%~40%。综上所述，高 LET 辐射的直接作用比低 LET 辐射明显，LET 越高，直接作用的贡献越大，但高 LET 辐射还是存在明显的间接作用，可通过清除自由基来部分抑制高 LET 辐射对细胞的杀伤作用。

表 2-1　不同 LET 辐射自由基清除实验保护份额

辐射种类	LET/(keV/μm)	相对生物学效应	自由基清除实验保护份额/%
^{60}Co γ 射线	0.2	1	89 ± 9
碳离子	20	1.8	92 ± 1
碳离子	60	2.6	84 ± 1
碳离子	80	2.6	79 ± 6
硅离子	100	2.6	71 ± 2
硅离子	200	2.5	66 ± 2
硅离子	300	2.2	65 ± 8
铁离子	440	1.3	62 ± 9

第二节 细胞死亡类型与剂量存活曲线

一、质子碳离子照射引起细胞死亡的原因

高 LET 粒子在其穿透的路径上,产生很强的局部电离,与传统的光子辐射(如 X、γ 射线)相比,会诱导更严重的辐射损伤生物效应,从而导致细胞死亡。根据经典的靶学说,辐射致细胞死亡的最主要原因是 DNA 分子的不可逆损伤。电离辐射通过射线的直接作用和间接作用引起 DNA 分子发生多种类型损伤,其中 DNA 双链断裂是最严重的 DNA 损伤类型,也是引起细胞死亡最重要的分子事件之一。

DNA 的两条链被同时断开,即称为双链断裂(DSB)。双链断裂既可以由射线能量直接沉积在 DNA 中直接造成,也可以是在 DNA 几个微米的距离内,即辐射电离或激发形成的水自由基与 DNA 链相互作用所引起。一切未能修复的双链断裂都会导致细胞功能紊乱、遗传信息丢失、染色体畸变,直至细胞死亡。

虽然带电粒子和低 LET 光子均可引起 DNA 双链断裂,但是高 LET 和低 LET 照射所诱导的 DNA 双链断裂在细胞内部的分布是完全不同的。高 LET 照射是通过将相当大的能量传送并沉积到 DNA 结构中去。这种群集性的能量沉积可以导致在 DNA 局部一到两个螺旋(约 10nm)之间出现多次的双链断裂事件,同时还伴随 DNA 单链断裂和碱基损伤等多种 DNA 损伤类型,引起复合损伤类型的聚集性 DNA 损伤,通常被称为 DNA 团簇损伤。这种高密度的 DNA 损伤在低 LET 射线照射时极少发生。由于这种极为复杂的 DNA 损伤在细胞内很难被正确修复,因而高 LET 辐射具有更强的细胞杀伤能力。

除了从生物学机制了解细胞的死亡原因外,质子和重离子独特的物理属性也决定了其较高的细胞杀伤能力。质子和重离子贯穿靶细胞时,通过与靶原子核外电子或原子核的碰撞损失其能量,并且这种碰撞的概率随离子能量的降低而增大。因此,离子在接近其射程末端时损失其大部分初始动能,形成一个高剂量的能量损失峰,即布拉格峰,最大剂量可达 10^{12}Gy,在如此高的剂量下,产生大量包含双链断裂的 DNA 团簇损伤,可直接杀死细胞。另外,对于碳离子束来说,当被碰撞产生的自由电子的平均自由路程在 20nm 时,即相当于 DNA 双链之间的尺寸,则 DNA 的一条链被切断后,在这个已切断的链修复之前,下一个电子碰撞又能把 DNA 的另一条链也切断,这样可引起 DNA 双链断裂。由于碳离子束的 LET 远高于质子,因此碳离子束辐照直接产生双链断裂的概率高于质子束辐照;而单个质子辐照直接引起 DNA 单链断裂的概率大,仅当受损伤的 DNA 链恢复之前,恰巧另一条链也被质子束切断,才能产生双链断裂;反之,如果当一条 DNA 链断裂修复之后,另一条链即使被切断,也不会产生双链断裂。

二、质子碳离子照射引起细胞死亡的类型

质子碳离子辐射引起细胞死亡的类型有很多种,通常被分为增殖死亡和间期死亡两

大类。

增殖死亡是指被照射细胞在几次细胞分裂后失去增殖能力的死亡类型。这些细胞可能仍然会保留合成 DNA 和蛋白质的能力，但同时也会有多种功能发生了变化，例如，细胞核分裂但胞质分裂失败，以及细胞在生长但是不能分裂或者形态异常。研究报道，有丝分裂灾变可能是导致增殖死亡重要的原因之一。有丝分裂灾变是指发生在异常有丝分裂期间或异常有丝分裂导致的细胞死亡方式，是辐射导致细胞过早或错误进入有丝分裂期的后果。畸形的有丝分裂造成非典型性染色质片段，继而细胞分裂，最终产生异常核形态，其中多核化和微核化是细胞有丝分裂灾变最重要的形态学特征。此外，发生有丝分裂灾变的细胞还呈现为 G2/M 期阻滞，细胞体积变大，胞质分裂失败，染色体出现多倍化，琼脂糖凝胶电泳不形成 DNA ladder 等特征。从机制上来说，辐射诱发的 DNA 损伤、细胞周期检查点缺失以及中心体过度复制是导致有丝分裂灾变的重要原因。发生有丝分裂灾变的细胞可能会有不同的命运，有的细胞没有退出有丝分裂就已经死亡，即有丝分裂死亡；有的可能会到达并停滞于后续细胞周期的 G1 期，经历不同的时间后死亡，即延迟性细胞死亡；有的也可能退出细胞周期，发生衰老。

间期死亡是指被照射细胞在没有分裂的情况下就已经死亡，细胞凋亡和坏死是最常见的间期死亡方式。细胞凋亡是一种即使在非常低剂量情况下也会发生的间期死亡，属于细胞调控下的主动程序性细胞死亡。当细胞本身的遗传物质受到辐射损伤并不能被正确修复后，这些细胞会被主动地清除掉。细胞发生凋亡后，细胞核收缩，DNA 被裂解成以核小体为基本单位的众多片段，变为圆形并被分裂成很多被称为"凋亡小体"的特征性形态学结构。这些凋亡小体通过诸如巨噬细胞的吞噬细胞而被最终清除。而细胞坏死常见于细胞接受高剂量照射后，细胞失去功能、溶解或者破坏，以及死亡。细胞坏死与细胞凋亡的程序可控性细胞死亡不同，细胞坏死的过程不能被精确地控制，属于因外界环境胁迫导致的被动死亡方式。

三、细胞剂量存活曲线与辐射生物学效应模型

在放射生物学中，只有保留无限增殖能力的细胞才称之为存活细胞。在特定的环境下，存活细胞有能力形成超过 50 个细胞的集落，这种细胞称为克隆源性细胞。细胞数量达到 50 个以上表示已繁殖了 5~6 代。凡是失去无限增殖能力、不能产生大量子代的细胞称为死亡细胞。而细胞剂量存活曲线是将辐射的生物学效应表示为一个剂量的函数，并用图形显示剂量 - 效应关系；该曲线定量描述吸收剂量与细胞存活之间关系，是研究辐射生物学效应的重要指标。

为了利用剂量存活曲线来定量描述放射生物学效应的性质，研究人员建立了解释这些曲线形状的模型。最经典的放射生物学模型是"靶学说"。该模型假设"细胞的一部分对电离辐射很敏感，并被当作辐射靶"；"该靶比整个细胞要小得多，但是对于细胞的存活来说很重要"，并且"当这些靶被射线击中后，细胞将失去自身功能而被杀死"。靶理论又被细分为单击单靶模型和单击多靶模型。

1. 单击单靶模型　在电离辐射对细胞作用的研究中，许多情况下常用所谓单靶模型来描述一次击中所需的照射剂量。该模型表达式为：存活率 $S=e^{-D/D_0}$。其中，S 为细胞存活率；

D 为照射剂量；D_0 是平均致死剂量，是每个细胞平均被击中一次而全都被杀死所需的平均剂量，它的倒数为曲线的斜率。从公式可知，当剂量 $D=D_0$ 时，上式的值为：$S=0.368$。这表明 D_0 剂量照射下仍有 36.8% 细胞的存活，或者说有 36.8% 的辐射击中了 63.2% 已经受到打击过的细胞靶上。这个剂量可简明地作为细胞对射线敏感性的一个指标。一般来说，此模型适用于描述高 LET 辐射所致细胞存活曲线。

2. 单击多靶模型　该模型假设细胞内有 N 个性质相同的靶，只有所有靶都失活，细胞才会死亡；而每个靶的失活只需击中一次。其模型表达式为 $S=1-(1-e^{-kD})^N$，e 为自然对数的底，k 是与射线的性质及细胞辐射敏感性有关的钝化常数，D 为细胞所受的辐照剂量。用该模型绘制的存活曲线表现为：①在低剂量区，因亚致死损伤累积而出现一个缓慢下降的肩区；②在高剂量区，曲线近似于直线，细胞呈指数性死亡。有些细胞由于自身辐射敏感性的原因，其存活曲线始终没有指数性死亡的直线部分。

单击多靶模型的特点是有多个生物学参数。平均致死剂量 D_0 是单击多靶模型中高剂量段的斜率，反映每种细胞在相对高剂量区对射线的敏感性，D_0 值越大，细胞对射线越抗拒。准阈剂量 D_q 是存活曲线的直线部分向上延伸与通过存活率为 100% 的横轴相交点的剂量，代表存活曲线的"肩宽"，表示从开始照射到细胞呈指数性死亡所浪费的剂量。D_q 值小，表明细胞亚致死性损伤修复能力弱，很小的剂量就能使细胞进入致死性损伤的指数性死亡阶段；D_q 值大，表明细胞亚致死性损伤修复能力强。外推数 N 是将多靶存活曲线的直线部分外推，与纵坐标存活分数对数值相交点的读数，反映细胞内所含放射敏感区域数目，即靶的数目。D_0、D_q 和 N 三个参数之间的关系式：$\lg N=D_q/D_0$。任意两个参数即可在一定程度上反映细胞的放射敏感性。该模型用于描述人和哺乳动物细胞的剂量存活曲线较好。

尽管 DNA 单链断裂既不导致染色体变异也不导致细胞死亡，但是 DNA 双链断裂却是致命的损伤。考虑到这一点，除了上述经典模型之外，通过基于微观剂量分布的分析，提出了另一种模型，即线性平方模型（linear quadratic model，简称 LQ 模型）。带电粒子的径迹从 DNA 附近穿过时产生双链断裂的单次事件的概率与剂量成正比；虽然第一次电离事件使一条 DNA 链断裂，不足以引起严重的细胞损伤，但第二次事件使另一条链同时断裂则可造成细胞死亡，这种复杂事件的概率与剂量的平方成正比。考虑到这两个原因，如式（2-1）所示，一个细胞群的辐射效应可表示为存活率：

$$S=\exp(-\alpha D-\beta D^2) \tag{2-1}$$

其中 D 为单次照射剂量；α 值代表线性效应，即指细胞存活曲线的初始斜率，决定低剂量照射下损伤的程度；β 值代表平方效应，它的贡献随剂量增加而加大。

LQ 模型只有两个可以调整的系数，即 α 和 β。当线性部分和平方部分对杀灭细胞的贡献相等时，其照射剂量等于 α 和 β 的比值，即 α/β。不同组织的 α/β 值是不一样的。α/β 值一般不受所选择的生物效应水平的影响，并且能反映早期反应组织、晚期反应组织以及细胞对剂量反应性的差别。该模型表达了辐射引起的细胞死亡由以下两种情况组成：其一是假设射线一次击中两条链，其生物效应与照射剂量成比例，以 D 表示；另一种情况为射线分别击中两条链，其生物效应与照射剂量的平方成比例，以 D^2 表示。LQ 模型对放射生物学的主要贡献是，它分别考虑早期反应和晚期反应组织对分次剂量和照射总时间的不同反应。因此,用该模型拟合曲线的特点是呈连续弯曲的,没有斜率不变的末尾指数区域,与实验数据更加吻合,所以常用它进行实验数据分析。

四、影响细胞剂量存活曲线的因素

影响细胞存活曲线的主要因素包括:

1. 辐射剂量的空间密度——LET　随着射线 LET 的增大,细胞放射损伤呈现逐渐加重的趋势,而剂量存活曲线会发生肩区变小和斜率变陡的变化;超过一定值(100~200keV/μm)后,射线的杀伤能力反而减弱,剂量存活曲线又会出现肩区变宽和斜率变缓。

2. 辐射剂量的时间密度——剂量率　对于低 LET 辐射,剂量率是决定其生物学效应的重要因素之一。总剂量一定时,剂量率越低,照射时间越长,生物学效应就越轻,而剂量存活曲线的斜率就越平缓。其原因是在低剂量率照射的过程中发生了非致死性损伤的修复和细胞增殖;然而,对于高 LET 辐射来说,引起的生物学效应更多的是难以被有效修复的损伤,因此,剂量率对高 LET 辐射存活曲线的影响与低 LET 射线不同,尚有待进一步研究。

3. 氧效应　在诸多的辐射生物效应调节剂中,氧是最好的辐射敏化剂,完全氧合的细胞比低氧细胞对辐射更敏感。通常用氧增强比(oxygen enhancement ratio,OER)描述氧效应的大小,OER 是缺氧与有氧条件下受照射的生物体出现同等生物效应所需吸收剂量的比值。对于低 LET 辐射,如 X 射线或 γ 射线,OER 值在 2.5~3.5 之间;而高 LET 射线,其 OER 值较低。在同种 LET 射线照射的情况下,氧含量越高的细胞,其剂量存活曲线的斜率就越陡。

4. 辐射增敏剂与放射防护剂　辐射增敏剂是指能够增加辐射致死效应的化学物质,辐射增敏剂的作用常用增敏比(sensitization enhancement ratio,SER)表示,SER=D_0(无增敏剂存在)/D_0(有增敏剂存在)。辐射防护剂是指机体或细胞受电离辐射照射前给予某种化学物质,能减轻其辐射损伤,具有这种作用的化合物称为辐射防护剂。辐射防护剂的效能用剂量降低系数(dose reduction factor,DRF)表示,DRF=D_0(有防护剂存在)/D_0(无防护剂存在)。增敏剂的使用会引起剂量存活曲线斜率变陡,反之,防护剂的使用则增加细胞对射线的抗性,造成剂量存活曲线斜率变平缓。

5. 剂量分割方式　细胞受到单次大剂量照射后,细胞内所有关键靶点都发生了电离损伤,引起较为严重的生物学效应。而将总剂量分割成多次照射,那么每次照射细胞所承受的剂量就被减少;在这种情况下,细胞内只有一部分关键靶点发生辐射损伤,只要给予足够时间,细胞有可能对这些损伤进行修复。由于这种修复的存在,分割照射时细胞存活率比单次照射时明显提高,因而剂量存活曲线的斜率也将变平缓。

第三节　相对生物效率与传能线密度的关系

如第一章第十一节所述,传能线密度 LET 是反映射线品质的物理量,与电离密度成正比。电离密度是指单位长度径迹上形成的离子数目。LET 高的射线,电离密度也大;LET 低的,电离密度也小。根据 LET 值的大小,将射线分为两类。质子同 X 射线、γ 射线和电子一样,属于低 LET 射线;重离子、α 粒子、快中子和负 π 介子则属于高 LET 射线。

LET 只是一个平均值,沿粒子径迹不同距离的能量沉积并非绝对相等,即使同一粒子,其 LET 在径迹不同部分也是不同的。这是因为粒子的电荷虽为常数,其速度沿径迹不断变化(逐渐降低),能量释放沿径迹有较大的变化(图 2-3)。例如,质子除了在射程即将结束、即将停止的很短的区域里,均表现为稀疏电离辐射。在坪区,平均 LET 约为 0.5keV/μm;而在质子趋向停止时的数微米范围内,LET 达到 100keV/μm 的峰值。然而,这种高 LET 仅限于如此短的径迹长度,其所代表的能量沉积仅占很小的比例。

此外,对于某种既定类型的带电粒子,其能量越高,LET 越低,是因为能量越高,粒子的速度越快,与物质发生相互作用的机会少,产生的电离事件也少,总体平均下来 LET 就会越小。

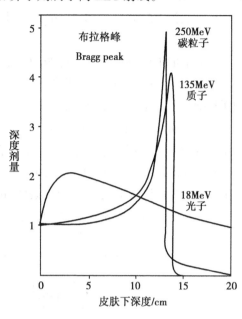

图 2-3　不同射线沿径迹的剂量分布

不同射线的相对生物效率 RBE 大小与 LET 值密切相关。在一般情况下,射线的 LET 值越大,在相同吸收剂量下其 RBE 越大。文末彩图 2-4 表示了不同射线对 DNA 损伤的示意图。

高能 X 射线和质子属低 LET 射线,对肿瘤细胞 DNA 造成的损伤以单链断裂为主;而重离子属高 LET 射线,诱导产生的 DNA 双链断裂高于低 LET 射线,对肿瘤的杀灭效应更强。微观水平上粒子能量沉积模式的不同是导致这种差异的关键所在。

带电粒子的 RBE 与 Q^2/v 成正比,此处 Q 为带电粒子的电荷数,v 为粒子的速率,可见带电粒子的 RBE 与 Q^2 成正比,与带电粒子的 v 成反比。因此,近于静止的带电粒子应该有更高的 RBE。例如,碳离子的 RBE 在粒子射程末端显著增大(图 2-5)。

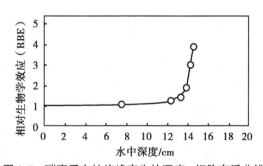

图 2-5　碳离子布拉格峰产生的深度 - 细胞存活曲线

此外,还有很多因素影响 RBE 的大小,如 LET、照射剂量、分割次数、剂量率、受照射细胞或组织的种类、所选择的生物学终点效应、不同细胞周期时相以及氧浓度等。因此 RBE

没有一个固定的值。例如,LET 为 100keV/μm 的高 LET 辐射在以 DSB 产额为生物终点时,其 RBE 在 0.5~1.6 之间;但同样条件下,以细胞杀死效应、突变和细胞转化为生物终点的 RBE 分别为 3.5~4、6~12 和 10 左右。因此在确定某一电离辐射的 RBE 值时,必须限定有关条件。

质子的 RBE 略高于 X 射线,相对于光子其杀伤肿瘤的生物效应提高 5%~13%,即 RBE=1.05~1.13。碳离子杀伤肿瘤的生物效应是光子和质子的 2 到 3 倍,即 RBE=2~3。RBE 随粒子能量的增加而降低。

一般而言,高 LET 射线的 RBE 大于低 LET 射线;在相同吸收剂量的情况下,射线的 LET 值越大、生物效应也越大,两者呈正相关关系。但这种正相关关系并非绝对的,它与 LET 值的范围有关。当 LET 在 10keV/μm 以内时,RBE 随着 LET 增加而上升的幅度很小,有缓慢上升;当 LET 处于 10~100keV/μm 时,RBE 随着 LET 的增加而迅速上升;当 LET 继续增加大于 100keV/μm 时,RBE 反而随 LET 增加而下降,即"超杀效应"(图 2-6)。

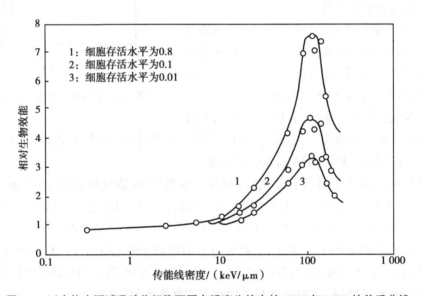

图 2-6 以人体来源哺乳动物细胞不同存活率为终点的 RBE 与 LET 的关系曲线

LET 在 100keV/μm 时具有最大的 RBE 值,因此称 100keV/μm 为最佳 LET。之所以出现最佳 LET,是因为在此电离密度下,电离事件之间的平均间隔正好与 DNA 双螺旋的直径(即 20Å 或 2nm 左右)是一致的(见文末彩图 2-7)。该电离密度辐射产生 DSB 的可能性最大。两个 DSB 之间的相互作用会形成互换型畸变,它是大多数生物学效应的基础。当属于稀疏电离的 X 射线照射时,单个轨迹引发 DSB 的可能性很低,通常需要 2 条以上的轨迹才能引发 DSB。因此,X 射线的生物效能低。而另一种极端情况下,即非常致密的电离辐射(如 LET 为 200keV/μm)时,确实很容易导致 DSB,但是由于电离事件相互之间靠在了一起,因此能量又出现了"浪费"。因为 RBE 是产生相同生物学效应的两个剂量的比值,因此更致密电离辐射的 RBE 反而低于最佳 LET 辐射。更致密电离辐射只是在每一轨迹上的效能与最佳 LET 辐射相同,但是就单位剂量的效能而言,它要低于最佳 LET 辐射。在肿瘤放疗时应考虑这个特性,既要求射线的最大疗效,又要避免射线的副作用。

第四节　氧效应与氧增强比

一、氧效应

受照射的生物系统或分子的辐射效应随介质中氧浓度的增高而增加,这种现象称为氧效应(oxygen effect)。氧效应是放射生物学和放射肿瘤学中的一个重要问题。许多实验已证实,各种生物体系,从生物大分子、细菌、哺乳动物细胞到肿瘤细胞都存在氧效应。细菌和肿瘤细胞在有氧和无氧条件下照射后,细胞存活曲线的形状相似,但曲线的斜率不同,有氧条件下存活曲线斜率显著增大,表明有氧时放射敏感性高。在一定效应水平上所需的照射剂量不同,有氧时引起相同效应的剂量要低于无氧时的剂量。

二、氧增强比

氧增强比 OER 是指缺氧与有氧条件下受照射的生物体出现同等生物效应所需吸收剂量的比值,常用来衡量氧效应的大小,其计算如式(2-2):

$$OER = \frac{\text{缺氧条件下产生一定效应的剂量}}{\text{有氧条件下产生同样效应的剂量}} \tag{2-2}$$

因为氧是辐射增敏剂,所以上式分母数值通常小于分子数值,故 OER 值大于 1。对于低 LET 辐射其氧效应大而重要,如 X 和 γ 射线照射时,OER 值一般为 2.5~3.5。当 LET 增高时,OER 随之降低,如 15MeV 中子 OER 值是 1.6;LET 值很高的 α 粒子 OER 值是 1,无氧效应。

三、氧效应的需氧浓度

在有氧条件下细胞放射敏感性增高。放射敏感性增高幅度与氧浓度之间的关系并不呈线性关系。早在 1956 年 Alper 和 Howard-Flanders 就证明,在受照射的大肠埃希菌悬液中,在氧分压为 P 时的放射敏感性(Sp)与缺氧时的放射敏感性(S_N)之比为

$$\frac{Sp}{S_N} = \frac{mP+K}{P+K} \tag{2-3}$$

式(2-3)中 m 和 K 为常数。m 代表高剂量照射时的增敏比例,常数 K 是当氧分压增加时放射敏感性增加速度。当氧分压从 0 上升至 1% 时,放射敏感性迅速增加。而氧分压进一步增加至 21% 或至 100% 时,放射敏感性增加十分缓慢,基本上处于坪区。在上述方程式适用的情况下,m 约等于 3,K 为达到最大增敏效应 1/2 时的氧分压,约为 5~10μmol/L。Alper 认为氧浓度对氧效应影响的非线性关系可能是由于多种组分对氧效应有贡献,因而不可能从一条合并效应的曲线来推导出不同组分的参数。

氧浓度与氧效应的关系可以从 CHO 细胞在不同氧浓度下经 X 射线照射后的存活曲线清楚地表现出来。当这个生物系统中的氧含量由 2.2‰ 逐步减少至 0.1‰ 和 0.01‰ 时,细胞放射敏感性逐渐降低,照后细胞存活率逐渐上升。其他实验也指出,在 2% 氧含量时细胞存活曲线和正常空气条件下没有差别。即使氧含量增加到 100% 时也并不影响细胞存活曲线的斜率。

氧效应具有重要的理论和实际意义。许多实体瘤细胞是乏氧的,因而对放射治疗有抗性,应用高压氧舱可以提高肿瘤细胞的氧合量,或者放疗前使用乏氧细胞增敏剂可以增加射线对肿瘤细胞的杀伤能力。

四、照射时间对氧效应的影响

照射时间对氧效应有十分明显的影响,一般来说,照射前引入氧,表现出氧效应,而照射后引入氧则无效。例如,细菌在照射前 20ms 给氧,则可表现出氧效应;而在照射后 20ms 引入氧,则观察不到辐射效应的增强。哺乳动物细胞也呈现同样规律,在 1%~10% 低氧浓度时细胞预先接触氧 40ms,照射时出现氧效应,氧浓度增高时预先接触氧的时间可以更短。但在照射后充氧,即使间隔时间缩短到 0.1~1ms,也观察不到氧效应的出现。近来,用电子脉冲照射后氧爆炸技术给氧的实验证明,照射时并不一定必须有氧的存在,但照射后必须在几个微秒内给氧才会产生氧效应。这是因为照射后形成的自由基的寿命极短有关,无论是照射前给氧,还是照射后给氧,必须保证辐射诱发的自由基存在时有氧才会产生氧效应。

但是应该强调,照射后充氧,在一定条件下可产生保护效应,减轻细胞的辐射损伤,例如,极度乏氧的细胞不能修复亚致死性损伤和潜在致死性损伤,若在照射后适当时间引入氧,则修复能力恢复,这显然与修复过程需要能量供应有关。极度乏氧时能量代谢受到抑制,导致修复功能丧失。适时引入氧,将有利于氧化磷酸反应的进行产生足够的 ATP,供给修复损伤所需能量。从这个意义上讲,氧有保护作用,氧保护的适宜时间取决于修复动力学和低氧条件下辐射损伤的固有情况。

五、氧效应的机制

氧效应是放射生物学的基本问题之一,其机制涉及物理化学和生物学两方面的机制。

(一) 理化机制

目前被多数研究者接受的物理化学方面的解释有以下两种假说:

1. 氧固定假说　氧固定假说认为,电离辐射在靶分子中诱发了自由基,如果在照射的当时靶分子附近存在氧,那么,这些辐射引起的自由基将迅速与氧结合,形成一个妨碍靶分子生物功能的基团:

$$R \xrightarrow{\text{辐射}} R\cdot \xrightarrow{O_2} ROO\cdot$$

如在照射时不存在氧,靶分子的自由基即可迅速通过"化学修复"转变为具有正常生物活性的分子。例如:细胞内存在的巯基化合物(XSH)通过氢原子传递机制即可发挥此种作用。即:

$$R\cdot + XSH \longrightarrow RH + XS\cdot$$

氧固定作用必须在照射前或照射当时有氧存在时才能实现,因为由·OH、H·和 $e_{\text{水合}}^{-}$ 等诱导的许多靶分子自由基寿命是极为短暂的。氧固定通常发生于照射后 $10^{-9} \sim 10^{-8}$ s 以内,若在这段极短的时间内自由基附近没有氧分子,R·即被"修复"。在有氧情况下 ROO·基团的形成将妨碍靶分子的生物功能,已有脉冲辐射实验证明,DNA 与 OH·加成产生的自由基(DNA-OH)·可与 O_2 反应形成过氧化物。

近年来的研究已给氧固定假说提供了实验依据,大肠埃希菌(野生株)含有谷胱甘肽合成酶,有一种突变大肠埃希菌缺少此酶,后者修复有氧损伤速率仅为野生株的 1/10 ~ 1/2,说明细胞巯基化合物的修复与氧效应的关系。已知小鼠腹水瘤细胞在坪区生长期,细胞中非蛋白巯基(NPSH)含量只有指数生长期细胞的一半。实验中发现坪区生长瘤细胞的放射生物氧常数 K 值明显降低,所谓放射生物氧常数 K 值是指达到最大 OER 值的 1/2 时所需的氧浓度。这一实验说明哺乳动物细胞内 SH 化合物含量与氧常数 K 值的相互关系。上述资料均支持氧固定假说。

2. 电子转移假说　电离辐射使靶分子电离,被击出的游离电子有两种命运,一是与靶分子重合,游离电子回到靶分子上的原位,从而使靶分子自身"愈合";另一种是向某些缺乏电子的"中心"(称为电子陷阱)迁移,而这些电子陷阱的亲和力很强,电子转移到这些部位可造成靶分子损伤。这两个过程互相竞争,而氧由于具有很高的电子亲和力容易与这些游离电子反应,其存在必将减少重合的概率,使靶分子的损伤固定或加重。

(二)生物学机制

另外,近年来研究发现,氧效应的发生除上述理化机制外,还涉及复杂的生物学机制。缺氧诱导因子 -1(hypoxia inducible factor-1,HIF-1)是介导细胞对乏氧微环境进行适应性反应的关键性转录调控因子,在维持肿瘤细胞的能量代谢、新血管形成、细胞增殖和凋亡、肿瘤细胞侵袭转移及放化疗抗性等方面发挥重要的作用。

1. HIF-1α 的结构　HIF-1 是在缺氧的细胞核提取物中发现的一种 DNA 结合蛋白,为异二聚体结构,由 α 亚单位和 β 亚单位构成。编码 HIF-1α 和 HIF-1β 的基因分别位于人类第 14 号染色体 q21-24 区和第 1 号染色体的 q21 区。HIF-1α 是 HIF-1 的特异性氧调节亚单位,决定了 HIF-1 的活性。HIF-1α 含 826 个氨基酸残基,分子量为 120kD,N 末端有形成 HIF-1 异二聚体和结合 DNA 的功能区,C 末端与 HIF-1 转录活性有关,中间的氧依赖降解区域(oxygen-dependent degradation domain,ODD)与 HIF-1α 通过泛素 - 蛋白酶途径降解有关,在控制 HIF-1α 稳定性方面起关键作用。

2. HIF-1α 的调节与功能　HIF-1 是一种受低氧诱导的具有高度敏感性转录因子,其转录活性主要取决于亚基 HIF-1α 的稳定性和表达水平。文献报道,HIF-1α 存在氧依赖和非氧依赖两种调节机制。①HIF-1α 的氧依赖调节:常氧下,HIF-1α 的半衰期极短,合成后迅速被泛素化,继而由蛋白酶溶解,该过程以 HIF-1α 的 ODD 结构域为基础;②HIF-1α 的非氧依赖调节:各种生长因子(如胰岛素、胰岛素样生长因子、表皮生长因子、白介素 -18 等)、细胞因子和其他信号分子与相应的受体结合,激活酪氨酸蛋白激酶,进而激活磷脂酰肌醇 3 激酶(phosphatidylinositol 3-kinase,P13K)或丝裂原活化蛋白激酶(mitogen-activated protein kinase,MAPK)通路,最终促进 HIF-1α 表达。HIF-1α 在细胞内积聚,并与 HIF-1β 形成二聚体,通过 HIF-1α C 末端的转录激活区域(C-TAD)诱导辅激活蛋白 CBP/P300 入核,共同形成大分子复合物,并与缺氧反应基因的缺氧反应元件(HRE)上的 HIF-1α 结合位点(5′-TACGTC-3′)结合,促进缺氧反应基因的转录,引起细胞对缺氧的一系列适应性反应。

3. HIF-1α 介导的乏氧细胞放射抗性　HIF-1α 介导的乏氧细胞放射抗性增强机制包括:① HIF-1 表达上调后作用于下游基因,如碳酸酐酶 9(carbonic anhydrase,CA Ⅸ)、血小板衍生生长因子(platelet-derived growth factor,PDGF)和血管内皮生长因子(vascular endothelial growth factor,VEGF)等,这些酶或因子的表达增加使肿瘤细胞在适应乏氧微环境的同时,引起肿瘤自身的侵袭性增强和对放化疗的抗拒性增加。②HIF-1 可调控细胞周期进程,诱导细胞周期阻滞,使细胞分裂受抑,放射敏感性降低。③乏氧能引起肿瘤内辐射抗性更强的 CD133+ 肿瘤干细胞比例升高,并通过 HIF-Notch1 途径和 HIF-Oct-4 途径,稳定地抑制肿瘤干细胞分化,维持干细胞特性。基础及临床研究证实,以 HIF-1 为靶点,用基因治疗手段如小干扰 RNA 下调 HIF-1 表达,小分子抑制 HIF-1 药物及影响 HIF-1 合成及稳定性的手段,均使肿瘤细胞对放疗敏感增加。

另外,近期研究结果表明,非编码 RNA(non-coding RNA,ncRNA)分子,包括微小 RNA(micro RNA,miRNA)、长链非编码 RNA(long noncoding RNA,lncRNA)以及环状 RNA(circular RNA,circRNA)等,能够被乏氧诱导表达上调或下调,参与调控乏氧条件下细胞的增殖、凋亡、DNA 损伤修复和能量代谢等过程。这些非编码 RNA 发挥着类似于癌基因或抑癌基因的功能,在肿瘤发生、发展和放化疗抵抗中起重要的调控作用,已经成为当今生命科学领域研究的热点,这些分子以及乏氧诱导 DNA 和组蛋白甲基化等表观遗传学变化在氧效应的生物学机制中所发挥的作用值得深入研究。

六、质子和碳离子辐射的氧效应

日本名古屋质子治疗中心研究人员分别利用点扫描质子束和被动散射质子束,测定人或小鼠肿瘤细胞在 10% 细胞存活水平时质子的 RBE 和 OER,结果表明,在扩展的布拉格峰(SOBP)中心,被动散射质子束的 RBE 值为 1.01~1.22(平均值 1.14),与点扫描质子束基本一致。被动散射质子束的 OER 值在人涎腺肿瘤和小鼠乳腺肉瘤细胞中分别为 2.39(95% 置信区间:2.38-2.43)和 2.72(2.69-2.75),而 6MV X 射线的 OER 值分别为 2.74(2.56-2.80)和 3.08(2.84-3.11),质子束 OER 值明显低于 X 射线。

德国慕尼黑工业大学放射肿瘤学系的研究人员总结了 1960—2010 年间发表的在有氧和缺氧条件下不同类型离子束照射哺乳动物细胞的剂量存活数据和 10% 细胞存活水平时的 OER 值,结果发现,质子、氦核、α粒子、碳离子、氖离子和氩离子的 OER 值均随 LET 的增加而降低,提示离子束辐射的氧效应随 LET 的增加而减小。他们进一步分析了临床碳离子放疗和质子放疗的患者体内研究数据,结果发现,由于 LET 的增加,OER 随着靶体积深度的增加而减小。临床上实体肿瘤氧分压在 0.5 和 20mmHg 之间,其 OER 值明显小于氧分压 0.01mmHg 的极度乏氧。碳离子在 0.5 和 20mmHg 氧分压下计算的靶体积中的平均 OER 值在 1.76 和 1.02 之间,而质子在 2.08 到 1.03 之间(表 2-2)。尽管与质子相比,在碳离子 SOBP 最远端的 OER 可以降低 40%,但对于靶体积的平均 OER,碳离子相对于光子或质子的临床优势并不十分明显,OER 值仅比质子小约 1%~15%(表 2-3)。

表 2-2 不同类型辐射在不同氧分压下 OER 值的比较

氧分压 /mmHg	碳离子			质子			^{60}Co γ 射线
	OER_{max}	OER_{min}	OER_{mean}	OER_{max}	OER_{min}	OER_{mean}	OER
0.5	1.88	1.27	1.76	2.11	2.04	2.08	2.13
1	1.68	1.23	1.59	1.83	1.78	1.81	1.84
2.5	1.39	1.15	1.34	1.46	1.43	1.45	1.46
5	1.21	1.09	1.19	1.24	1.23	1.24	1.25
20	1.03	1.01	1.02	1.03	1.03	1.03	1.03

表 2-3 不同氧分压下碳离子相对质子 OER 值下降水平

氧分压 /mmHg	OER_{max} 降低	OER_{min} 降低	OER_{mean} 降低
0.5	11%	38%	15%
1	8%	31%	12%
2.5	5%	20%	8%
5	3%	11%	4%
20	<1%	1%	1%

注:OER_{max} 确定于靶体积近端(碳离子 LET:40keV/μm;质子 LET:2keV/μm);OER_{min} 确定于靶体积远端(碳离子 LET:223keV/μm;质子 LET:13keV/μm)。OER_{mean} 指靶体积内平均值。^{60}Co γ 射线的 OER 以 LET 为 0.22keV/μm 计算。

七、乏氧肿瘤细胞

乏氧或低氧细胞(hypoxic cell)是指那些氧含量非常低的细胞。乏氧细胞对辐射的敏感性极低,这已成为当前肿瘤临床放射治疗中的一大难题。使乏氧细胞再氧合(reoxygenation)是提高肿瘤放疗疗效的重要途径。

Powers 和 Tolmanch 在研究小鼠皮下实体瘤的辐射反应时,将实体淋巴瘤在整体条件下照射后,测定肿瘤细胞的剂量存活曲线,发现存活曲线由两个斜率不同的部分组成,第一部分斜率大,D_0 值为 1.1Gy。第二部分斜率小,D_0 值为 2.6Gy。这个典型的双相曲线说明肿瘤由放射敏感性完全不同的两个细胞群组成。一部分是含氧细胞,对辐射敏感;另一部分是乏氧细胞,对辐射不敏感。首次证实了肿瘤内有乏氧细胞。

Thomlinson 和 Gray 在观察大量人支气管癌切片标本中发现,在瘤索半径超过 200μm 时,中心部有坏死,半径小于 160μm 的瘤索无坏死。在两者之间有一层氧张力较低的细胞,称之为乏氧细胞,由于它们距离血管较远,氧和营养物质的供应不足,细胞失去增殖能力。肿瘤内这些乏氧细胞一般称为慢性乏氧细胞。当实验需要,采用人为方法(如机械方式阻断或减慢血流)使原来氧充分的细胞造成乏氧,或在离体实验需要时通入纯氮气使细胞乏氧,称为急性乏氧细胞。

实验测定表明,几乎所有的实体瘤中均有乏氧细胞存在。乏氧细胞比例一般在10%~20%,也有高达50%和低于1%者,其比例高低与肿瘤的细胞学类型及增生速率有关,通常比例随肿瘤体积增大而增加。当肿瘤体积由200mm³增大到2 000mm³时,小鼠KHT肉瘤中乏氧细胞比例可由12%增加到23%,但RIF-1肿瘤中则只由0.9%增加到1.7%,而人的OWI肿瘤中乏氧细胞的比例则无明显变化。表2-4列出了几种动物组织中乏氧细胞的比例。人体肿瘤组织中乏氧细胞的比例要比动物肿瘤中高,从临床资料看约为30%~40%。

表2-4 实验肿瘤的乏氧细胞百分比

作者	宿主动物	肿瘤类型	乏氧细胞/%
Powers Tolmach(1963)	小鼠	淋巴肉瘤	1
Hewitt Wilson(1961)	小鼠	圆细胞肉瘤	≤50
Glifton Briggs Stone(1966)	小鼠	腺肉瘤	21
Van Putten Kallman(1966)	小鼠	肉瘤	15
Hewitt,Chan Blake(1967)	小鼠	鳞状上皮癌	18
Howes(1968)	小鼠	乳腺癌	12
Hill,Bush Yeung(1971)	小鼠	肉瘤	12
Van Putten(1968)	小鼠	骨肉瘤	14
Suit Maeda(1967)	小鼠	乳腺癌	20~25
Kallman(1970)	小鼠	乳腺癌	18~21
Reinhold(1966)	大鼠	横纹肌肉瘤	15
Thomlison(1971)	大鼠	肉瘤	17

八、乏氧细胞再氧合

当乏氧细胞的百分含量减少时,在相同的照射剂量下,细胞的存活数也减少,也就是说当组织合氧状况良好时,乏氧细胞含量降低,在同一剂量的射线照射下,细胞的存活率下降,即细胞对射线的敏感性增加。根据这些实验,用改变组织氧合的方式,来提高临床上对肿瘤放射治疗的治愈率。例如:①用高压氧舱,增加血液中氧的浓度,促使原来的乏氧细胞转为有氧细胞;②在照射同时,于常压下让病人吸入含有95% O_2 与5% CO_2 的混合气体,由于吸入混有少量 CO_2 的气体后,引起呼吸频率增加,促使末梢血管扩张,氧扩散增加,组织氧合;③采用照射前给病人吸入10%氧气的方法,使肿瘤组织中的乏氧细胞含量减少,提高细胞的放射敏感性;④最近各国放射学家相继研究并采用传递修饰剂,如氟碳乳剂(fluorocarbon,FC),由于它能携带大量的氧,并能在进入组织的乏氧区后放出氧,因此使肿瘤组织内乏氧细胞含量减少,提高放射治疗的疗效。另外,血红蛋白携氧能力增强剂(如BW12C及BW589C等)也能提高组织氧合。此外,离子拮抗剂(如肉桂苯哌嗪、氟桂嗪等)

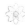

通过抑制细胞呼吸而达到提高肿瘤细胞氧张力的作用,使肿瘤组织中原来那部分乏氧细胞再氧合,提高其放射敏感性。

第五节 分割放疗的生物学基础

一、放射治疗及其分类

在肿瘤的临床治疗过程中,为了达到肿瘤控制,总剂量需要达到一定的值;然而,正常组织的耐受程度通常限制临床可给予的单次照射最大剂量。因此,需要采取可行的策略扩大射线对正常组织和肿瘤组织作用的差距,减少正常组织的损伤;而分割放疗就是临床通用的重要措施之一,常规放射治疗一般按照一定剂量和一定次数进行分割照射。分割放疗是在保证总剂量不变的情况下,通过分次放疗的手段进行肿瘤治疗的过程。分割放疗中通常需要注意每次剂量的大小和间隔时间,既满足最大限度地杀灭肿瘤细胞,又保证正常组织得到最大程度的保护和修复。在临床上,每位患者的病情并不一样,肿瘤的病理分型、患者年龄、肿瘤分化程度、肿瘤大小等因素都是分割放疗需要考虑的因素,所以临床上往往采用不同的分割放疗方案。临床分割放疗主要包括常规分割(conventional fractionated radiotherapy,CFR)和非常规分割放疗(non-conventional fractionated radiotherapy,NCFR),其中非常规分割放疗主要包括超分割放疗(hyperfractionated radiotherapy,HFR)、加速分割放疗(accelerated fractionated radiotherapy,AFR)、加速超分割放疗(accelerated hyperfractionated fractionated radiotherapy,AHFR)、后程加速超分割(late-course hyperfractionated accelerated radiation therapy,LCAHF)、低分割(hypofractionated radiotherapy)、不均等分割(disparity separated radiotherapy)等放疗方法等。

(一)常规分割

常规分割放疗最早是在 1934 年提出来的,即每天照射 1 次,每次照射 1.8~2.0Gy,每周照射 5 次,总剂量 60~70Gy。在这种情况下,一般认为正常组织的非致死性损伤在 24h 内可得到修复。这也是目前临床最常用的分割治疗方法。

(二)非常规分割放疗

简单来说,非常规分割放疗就是突破常规分割放疗方法,把总剂量分为单次大剂量、减少照射次数的放疗,可能间隔一天照射 1 次,也可能一天照射 2 次。这样对于不同情况的肿瘤,会达到较好的效果。比如早期肺癌的立体定向体部放疗(stereotactic body radiation therapy,SBRT)照射,就是单次大剂量,可以达到和手术媲美的效果。

1. 加速放疗(AF) 主要采用每次照射 1.8~2.0Gy、每天照射 2 次、每周照射 5 天,治疗疗程缩短,总剂量减少。

2. 大分割放疗 主要采用每次照射 2.5Gy、每天照射 1 次、每周照射 5 天,治疗疗程缩短,总剂量减少。

3. 超分割放疗(HF)　主要采用每次照射 1.1~1.2Gy、每天照射 2 次、每周照射 5 天,治疗疗程不变,总剂量较常规剂量增加 10%~20%。其优点是可以减轻晚反应组织组织的损伤,增加了总剂量,提高了肿瘤控制率;缺点是急性反应较重,病人耐受不佳时影响治疗方案的进行。

4. 加速超分割放疗(AHF)　主要采用每次照射 1.2~1.5Gy、每天照射 2 次、每周照射 5 天,治疗疗程缩短,总剂量不变。

(三) 质子重离子分割放疗

为了保护肿瘤周围的正常组织,在治疗时,一次照射剂量不能给得太多,分次治疗已经广泛地被常规放射治疗所采用。同常规放疗相比,由于重离子束在肿瘤靶区的高传能线密度性质,使该区的 RBE 明显增大,对癌细胞的杀伤力极强,几乎没有可修复的余地,而重离子对其通道上(坪区)正常组织的传能线密度 LET 较小,RBE 也较小,对正常细胞的损伤不大。如果对肿瘤靶区一次给足所需剂量,而对坪区的正常细胞损伤轻微,还不至于造成副作用,那么就可对肿瘤进行一次治疗,至少可以采用较少的分次治疗方案。

日本 NIRS 经过试验,对肺癌由 6 周 18 次减少到 3 周 9 次,总剂量由 59.4~95.4GyE 降为 54~79.2GyE(GyE 是相当于 γ 射线剂量的 Gy 数,单位中的 E 为 equivalent。GyE 也是重离子束的有效剂量,或叫生物剂量,它为吸收剂量与 RBE 的乘积);进一步试验,将 3 周 9 次减少到 1 周 4 次,总剂量降为 52.8~60GyE;最终,于 2003 年 4 月,首次采用了总剂量为 28GyE 的一次治疗,获得成功。这意味着只需要一天治疗,不仅缩短了患者的治疗周期,减轻了病人负担,而且降低了治疗的总剂量,有利于保护健康组织,进一步避免副作用。

二、分割放疗的生物学基础

1896 年 1 月 29 日芝加哥开始为一位乳腺癌病人进行了每天一次,共 18 次的治疗。这次世界上首次实施分割放疗。第一例单纯采用放射治疗治愈的肿瘤病人是一位 49 岁的患鼻根部基底细胞癌的妇女。治疗开始于 1899 年 7 月 4 日共照射了 99 次,治疗 30 年后也没发现有残余病灶的证据。自二十世纪三十年代以来,以临床实践经验为基础建立起来的分次照射治疗方法(每周 5 次,每次 2Gy)已被认为是标准方法。长期大量的临床实践表明,这种方法基本上符合大多数情况下正常组织和肿瘤组织对射线反应差异的客观规律,起到了保护正常组织和保证一定肿瘤控制率的作用。这种作用的产生主要通过多次照射,达到一个由许多生物及物理因素相互作用而产生的效应累积的结果。由于肿瘤的复杂性,治疗肿瘤的最佳方法也不可能是一成不变的。分割放疗的生物学基础主要包括以下四个方面:放射损伤的修复(repair of radiation damage)、再群体化(repopulation)、细胞周期的再分布(redistribution within the cell cycle)、乏氧细胞的再氧合(re-oxygenation of hypoxia cell),简称"4R"原则。

(一) 放射损伤的修复

DNA 是电离辐射的关键靶。目前临床上所用的照射剂量会造成大量的 DNA 损伤,但是大多数的 DNA 损伤都可被细胞成功地修复,剩余 DNA 损伤的量随照射后时间指数下降。现代放射生物学根据细胞照射后损伤出现的时间不同,将增殖性的组织分为两大类:照射后损伤出现早或增殖快的组织为早或急性反应组织；若损伤在照射开始后很长时间才出现或增殖慢的组织称为晚反应组织。早反应组织包括皮肤、黏膜、小肠上皮细胞等；晚反应组织包括肺、肾、脊髓、脑等。大部分肿瘤组织属于早反应组织，其放射生物学特点与早反应正常组织相仿。

早反应与晚反应组织之间分次照射反应差别的临床意义如下：①分次剂量较大时，对晚反应组织相对较为有害。如果临床上两种不同治疗方案达到相同的急性反应，每次分割剂量较大时，晚反应组织损伤较严重。②除了慢性增殖的肿瘤外，用小剂量分割照射较有利于治疗。随着剂量的下降，对晚反应正常组织比早反应组织产生更大的保护。超分割时晚反应组织的耐受量比常规照射大，这样就增加了肿瘤组织和晚反应组织之间的治疗差异。③为了获得最大的治疗增益，必须使晚反应组织完成潜在致死损伤（potentially lethal damage，PLD）修复。因此，超分割分次时间间隔应在 6h 以上。④中子照射时，在低剂量区有较高的相对生物效能。临床上用中子放疗时，晚期生物效应较高并不反映中子对晚反应组织的特殊效应，而是缺少分次 X 射线照射时产生的保护作用。

另一种影响分次照射反应的生物现象是潜在致死性损伤的修复能力。PLD 的修复主要发生在非增殖细胞中，表现为低 LET 射线照射后经过一定条件和时间，细胞存活率增高。PLD 修复和临床放射效应有一定的关系，如黑色素瘤、骨肉瘤等放射不敏感肿瘤的 PLD 修复比乳腺癌的要强。分裂快的细胞没有 PLD 修复，高 LET 射线照射 PLD 修复也不明显，但 G1 期细胞比率高的肿瘤 PLD 修复较明显。

重离子是高 LET 辐射，它在物质中产生的电离密度要比低 LET 辐射（γ 射线、电子束、质子束等）得高，常常导致细胞中 DNA 发生复杂的团簇损伤，而团簇损伤较难修复，最终造成细胞死亡，所以以重离子束杀死癌细胞是非常有效的。由于重离子束造成的损伤不易恢复，它的细胞生物学效应曲线为指数衰减型，在半对数坐标纸上呈现为直线，基本不发生 PLD 修复。

（二）再群体化

再群体化的概念在肿瘤组织和正常组织中的理解是不同的。在肿瘤组织中指的是肿瘤细胞的再群体化，而对于正常组织，再群体化指的是正常组织细胞的增殖。

临床进行分割照射时，每次照射量不可能达到破坏全部肿瘤细胞的目的，肿瘤细胞的再生或再群体化（regeneration or repopulation）是不可避免的。有时常规分割放疗对肿瘤体积缩小不明显甚至继续出现一过性增大，从而提示肿瘤内存在克隆源性细胞的再群体化以及"死亡"瘤细胞仍可分裂几代后死亡，机体清除死亡细胞也需一定时间。但是临床上不能简单地根据临床肿瘤大小的变化来估计克隆源性瘤细胞的增殖活动，而且肿瘤细胞的再群体化往往在疗程开始后的 2~3 周出现，使我们不能随意降低每次放疗剂量和延长疗程时间。在常规放疗期间，大部分早反应组织有一定程度的快速再群体化，而晚反应组织由于它的生物学特性一般认为疗程中不发生再群体化。如果疗程太长，疗程后期的分次剂量效应将由于肿瘤内存活的干细胞已被启动进入快速再群体化而受到损害。早反应组织对放射损伤的修复能力低，修复速度快，照射会加快早反应组织的细胞增殖。因此适当间隔（不能小于PLD 的修复时间）的分次小剂量拉长疗程的照射会有利于减少早反应正常组织的放射反应。

晚反应正常组织对放射损伤的修复能力较强、修复速度慢，为避免晚反应正常组织的损伤，必须减少分次照射的剂量。

1. 肿瘤的再群体化 考虑到肿瘤的放疗再增殖特点，一个好的根治性放疗方案应该是：①尽可能缩短治疗时间。②出现严重的急性放疗反应时，中断治疗的时间也应尽量短。③一般情况下不要采用单纯的分割治疗。④非医疗原因的间断治疗，需通过提高剂量以达到既定生物效应。⑤增殖快的肿瘤应采取加速治疗，以抑制再增殖，更好地控制肿瘤。

2. 正常组织的增殖 人体正常组织受内在的稳态调节，到一定程度细胞增殖就会停止。机体主要有两种主要生长调控机制，一种直接作用于细胞群，是由子代细胞产生的对细胞增殖的反馈作用；第二种是作用于细胞周围环境，如维生素、抗原抗体反应、激素等可以同时对几种细胞群起作用。当某一群体因放射线等作用，细胞丢失大于增殖时，该机制将自动启动，促进正常组织细胞加速增殖，以迅速补充损失。

(三) 细胞周期的再分布

在细胞分裂周期的各个时相（G1、S、G2 和 M），对低 LET 辐射的敏感性不同，G2/M 期细胞对辐射敏感，而在合成期 S（完成 DNA 复制和组蛋白等的合成）后期的细胞，其抗辐射性较强。分次照射后，处于敏感时相的细胞群损伤最重乃至死亡，存活的细胞部分出现细胞周期的再分布。随时间延伸处于周期中敏感时相（G2/M）的存活细胞比例逐渐增加，因而"再分布"可在非同步化的增殖群体内起到"自身增敏"的作用。但如果未能达到细胞周期时相有效地再分布，则有可能成为放射耐受的机制之一。

对于高 LET 辐射，各个时相的辐射敏感性基本上都一样。在离子束 Bragg 曲线的坪区，除了因其 LET 并不高而有利于健康组织的保护外，而且对处在这个坪区的健康组织细胞，当进展到合成期 S 后期时，有着较强的抗辐射性，这也有利于健康组织的保护；而在离子束 Bragg 曲线的峰区，其 LET 很高，这里对分裂周期中各个时相的细胞，都具有同样的杀伤力，克服了常规射线对细胞合成期 S 后期杀伤力不足的弊端。

(四) 乏氧细胞的再氧合

肿瘤细胞增殖到一定体积时，其乏氧细胞的比例保持恒定；一般可有 2% 的干细胞是处于乏氧状态。如果用单次大剂量照射肿瘤，绝大多数放射敏感的有氧细胞会被杀死，存活的大多数细胞是乏氧的。因此，照射后放射生物性乏氧比例将接近 100%，随后逐渐下降并接近初始值，这种现象就叫作再氧合，特指在剩下的活细胞中乏氧细胞状态的改变（即放射生物性乏氧比例）。再氧合对临床放射治疗具有重要意义。假如一个肿瘤内 90% 的细胞是氧合的，10% 是乏氧的，在没有氧合的情况下，随着总剂量的增加，每次照射将会杀死越来越少的细胞，后期存活的细胞主要是乏氧细胞。分次照射中，由于肿瘤体积缩小，血液供应改善，使乏氧细胞变得接近血管，同时失去无限增殖能力的细胞氧耗量降低，出现肿瘤细胞的再氧合对提高放射治疗增敏比有益。动物实验充分证明，乏氧细胞的再氧合主要由于肿瘤细胞总量减少，而血管没有损失，这样血管密度相对增加。对放射敏感的富氧细胞被选择性地杀伤，使原先乏氧的细胞重新接触到富含氧气的血液，进而出现再氧合的状态。

三、重离子分割放疗的生物学基础

常规 X 射线放疗中的"4R"原则在质子重离子放疗过程中并不能完全吻合。

1. 放射损伤的修复方面 X 射线会造成肿瘤细胞的致死损伤、亚致死损伤、潜在致死损伤等；经过一定时间，大量的亚致死损伤或者潜在致死损伤被修复。但是，重离子造成的损伤比较严重，难于修复，所以致死损伤多，修复不明显。

2. 再群体化 再群体化的重要参与因素是干细胞的分化。X 射线放疗对干细胞的杀伤作用不强，所以会出现干细胞分化形成新的细胞亚群，导致肿瘤的复发；但是，重离子对干细胞的杀伤作用非常强，所以出现再群体化的可能性低。

3. 细胞周期的再分布 X 射线造成细胞损伤后，会阻滞到特定的周期。医疗工作者可以通过计算特定周期出现的时间开展第二次放疗，这样大部分肿瘤细胞分布在特定的敏感周期，比如 G_2/M 期，此时给予射线治疗会达到最佳的效果。理论上，重离子照射过的肿瘤细胞也会阻滞或者停顿在特定的周期，但是，这群细胞的出现再分布的时间与 X 射线不一致。所以开展更多的基础放射生物学的研究，确定质子重离子分割放疗的最佳间隔时间，对于临床应用非常重要。

4. 乏氧细胞的再氧合 X 射线照射中，乏氧细胞对射线损伤抵抗性较强，其 OER 值约为 2.5~3.5；中子的 OER 值为 1.6，高 LET 重离子的 OER 更小，氧浓度不太影响肿瘤细胞对重离子的辐射敏感性。

由此可见，常规分割放疗的"4R"原则并不能完全应用到重离子分割放疗中。积极开展重离子放射生物学的研究对于深入了解重离子治癌的机制非常重要。

第六节 质子碳离子辐射对生物大分子的损伤

一、质子碳离子对 DNA 分子的辐射效应

（一）DNA 分子的组成与结构

脱氧核糖核苷酸是一类由嘌呤或嘧啶碱基、脱氧核糖以及磷酸三种物质组成的小分子化合物，是构成生物体遗传物质 DNA 的物质基础。决定生物多样性的即为脱氧核苷酸中四种碱基（腺嘌呤、鸟嘌呤、胸腺嘧啶和胞嘧啶）的排列顺序。四种碱基沿着 DNA 链排列在内侧，其排列顺序储存遗传信息。碱基之间由氢键相连，DNA 两条链的骨架由脱氧核糖和磷酸交替组成。相对的两条链上的腺嘌呤和胸腺嘧啶配对，鸟嘌呤和胞嘧啶配对。

（二）电离辐射致 DNA 损伤的主要类型

早在 1977 年，Warters 等就通过测定哺乳动物的细胞核、细胞质和细胞膜对不同类型辐射的吸收剂量与细胞死亡率的关系，发现辐射导致细胞死亡的关键在于细胞核的吸收剂量，由此得出 DNA 是电离辐射的主要靶分子。如前所述，电离辐射的原发效应主要包括直接效

应和间接效应。直接效应指的是射线能量沉积至 DNA 导致的损伤，间接作用是指射线作用于水分子或其他生物大分子导致其电离所产生的活性自由基（包括氧自由基和氮自由基等）对 DNA 分子的损伤。目前发现的 DNA 分子损伤类型主要包括碱基损伤、DNA 单链断裂、双链断裂和 DNA 交联等。

1. 碱基损伤　主要由羟自由基引起，嘌呤比嘧啶更易受到辐射损伤。碱基分子的损伤多达一百多种，常见的碱基损伤包括 8- 氧代 -7,8- 二氢鸟嘌呤（8-oxoG）、2,6- 二氨基 -4- 羟基 -5- 甲氨基嘧啶（fapy-G）、8- 氧代 -7,8- 二氢 -20- 脱氧腺苷（8-oxoA）、4,6- 二氨基 -5- 甲氨基嘧啶（fapy-A）和 5,6- 二羟基 -5,6- 二氢胸腺嘧啶（Thy-Gly）。DNA 链上损伤的碱基被特异性糖基化酶除去或由于 N- 糖苷键的水解而丢失，后者即形成无嘌呤 / 无嘧啶位点。这些无嘌呤 / 无嘧啶位点在内切酶作用下形成链断裂。辐射所致碱基损伤或引起基因的点突变，如颠换或转换，或引起碱基缺失、碱基插入或移码突变等。

2. DNA 链断裂　辐射导致的 DNA 链断裂分为单链断裂和双链断裂。DNA 双链中的一条链断裂称为单链断裂，双链在同一处或相近处断裂称为双链断裂。射线的直接作用和间接作用都可能使脱氧核糖破坏或磷酸二酯键断开而导致 DNA 链断裂。对 γ 射线辐照后的 DNA 溶液进行化学末端基团分析，发现大部分单链断裂是由于 C(3') 上的磷酸酯键断裂导致，少数是由于 C(5') 上的磷酸酯键断裂导致。

3. DNA 交联　包括 DNA-DNA 链交联和 DNA- 蛋白质交联。前者又包括 DNA 链间交联和 DNA 链内交联，是由于链间或链内不同区段的碱基之间以共价键结合而形成的空间分子结构。紫外线辐照诱导较多的链内交联。DNA- 蛋白质交联是指 DNA 与蛋白质之间以共价键连接，辐射诱导的 DNA- 蛋白质交联能够阻碍 DNA 复制，造成 DNA 双链缺口，影响基因组的稳定性。

（三）质子碳离子对 DNA 分子的辐射效应

尽管对光子辐射相关的 DNA 损伤和修复已经进行了广泛研究，但是质子和碳离子束辐照相关 DNA 损伤和修复的研究比较有限。与传统的肿瘤放射治疗技术类似，质子和碳离子束的治疗效果依赖于肿瘤细胞内 DNA 损伤导致的细胞死亡。质子束与光子辐射相似，以间接效应起主要作用，导致较大比例 DNA 的损伤。然而，碳离子束作为高 LET 射线，属于致密电离辐射，直接作用的比例高于低 LET 射线。蒙特卡罗模拟表明，DNA 团簇损伤的数量随着射线 LET 的增加而增加，这意味着质子和碳离子束辐照诱导的 DNA 损伤复杂性高于光子，这些预测结果已经在一些辐射生物学研究中得到验证。然而，对于质子和碳离子束辐照引起的 DNA 损伤，尤其是 Bragg 峰引起的团簇 DNA 损伤还缺乏了解。因此，相关 DNA 损伤应答和修复途径以及由此所导致的肿瘤患者对质子和碳离子放疗敏感性差异尚未完全清楚。

1. 质子辐照诱发的 DNA 损伤及其修复　质子辐照诱发多种 DNA 损伤，包括 DNA 碱基损伤、无碱基位点和 DNA 链断裂等。一方面，不同于光子辐照，质子辐照会诱发 DNA 双链断裂（DSB）和 DNA 团簇损伤的形成（通常包括一个双链断裂和邻近区域内的多个碱基损伤和 / 或无碱基位点）。然而，人体细胞进化出了一套高度精巧的 DNA 损伤应答通路（DNA damage response，DDR）来检测和修复 DNA 损伤。其中针对 DSB 主要有两种修复途径,即非同源末端连接(NHEJ)和同源重组(HR)。路径选择依赖于细胞周期时相,NHEJ 主要在 G0/G1 期活跃,而 HR 在 S/G2 期活跃。NHEJ 可以进一步分为经典的 NHEJ 和替代性 NHEJ,涉及与 DSB 末端结合并招募 DNA 依赖性蛋白激酶催化亚单位(DNA-Pkcs)的 Ku70/80 异二聚体以及促进末端连接反应的 X 射线修复交叉互补蛋白 4(XRCC4)-DNA 连接酶Ⅳ。替代性 NHEJ 包括 MRE11–RAD50–NBS1(MRN)复合物对 DNA 末端的剪切、PARP-1 结合至 DNA 末端以及 XRCC1-Lig Ⅲ 或 DNA 连接酶Ⅰ(Lig Ⅰ)对 DNA 末端的连接。HR 通过 MRN 复合物进行末端切除,3' 单链 DNA 被 RPA 和 RAD51 包裹。DNA 合成之后,在完成修复之前解除 Holliday 连接。DNA 团簇损伤作为包含 DNA 碱基损伤、无碱基位点、SSB 和 DSB 的混合性损伤,推测此类损伤的修复涉及碱基切除修复(base excision repair,BER)和 DSB 修复相关蛋白。BER 通常是通过损伤特异性 DNA 糖基化酶的作用来实现的,这些糖基化酶可以切除受损的 DNA 碱基,产生的无碱基位点由 AP 核酸内切酶 1(APE1)切割并产生用于 PARP-1 结合的 SSB,然后由 DNA 聚合酶 β(Polβ)去除 5' 脱氧核糖核酸部分并插入正确的未受损核苷酸,最后由 XRCC1-Lig Ⅲ 复合物连接 SSB。

质子作为具有质量和带正电荷的粒子,与组织的相互作用完全不同于既没有质量也没有电荷的光子,因此,质子和光子辐照诱发的 DNA 损伤和修复机制也不尽相同。鉴于 DSB 与团簇损伤是辐照后细胞致死性的主要贡献者,目前的研究主要集中于 DSB。研究者通过对受到质子和光子辐照的两种人类肿瘤细胞中 γH2AX 焦点进行分析,发现质子辐照诱发更高的 DSB 水平(约是光子辐照诱发 DSB 的 1.2~1.6 倍)。尽管有报道称质子辐照诱导的 ONS76 细胞中 γH2AX 焦点的大小约为光子辐照诱发的 γH2AX 焦点的 1.2~1.5 倍,这表明可能存在复杂性的 DNA 团簇损伤,然而,这些大焦点的修复动力学与常规焦点未见明显差异,这就说明这些 DSB 在本质上可能并不复杂,因为团簇损伤位点通常需要较长的时间才能修复。此外,研究者用脉冲场凝胶电泳测定了头颈部鳞状细胞癌 SQ23B 细胞中 DSB 的数量,结果发现质子束辐照诱导 DSB 数量相对光子辐照高 1.2 倍,然而不同能量的质子束辐照或处于 SOBP 不同位置(入口、中部和远端)的质子束辐照诱发的 DSB 数量没有显著差异。胶质母细胞瘤干细胞样细胞的研究也发现相对于 320kV X 射线辐照,质子束辐照诱发的 DSB 和 SSB 的数量显著增加(彗星尾部 DNA 百分比增加了约 1.2~1.6 倍),且相应细胞凋亡水平也显著增高。此外,有报道研究了 HR 和 NHEJ 在质子与光子辐射诱导的 DNA 损伤修复中的作用,拥有不同 Rad51(与 HR 相关)和 DNA-PKcs(与 NHEJ 相关)表达状态的 CHO 细胞 AA8、CHO9、UV5、Irs1sf 和 XR-C1 接受质子或光子辐照后观察细胞存活率和 DSB 修复情况。结果发现,与野生型细胞相比,Rad51 缺陷或抑制型细胞对质子束辐照的反应显著强于对光子辐照的反应。然而,DNA-PKcs 缺陷型的细胞对两种辐照的反应没有显著不同。此外,质子束辐射后 Rad51 缺陷细胞表现出延迟的 DSB 修复,表明质子束诱导的 DSB 修复优先需要 HR。在人肺腺癌(A549)和人胶质母细胞瘤(M059K 和 M059J)细胞中也发现了类似的现象,阻断 DNA-PKcs 后,相对于质子束辐照,在受到光子辐照的细胞中观察到更高水平的延迟 DSB 修复和更显著的辐射应答反应。另一方面,敲除 Rad51 导致 A549 细胞对质子束的响应增强,表明在质子束诱导的 DSB 修复中,HR 比 NHEJ 更具优势。然而,另一项研究比较了 DNA-PKcs 野生型 CHO 细胞系 CHO10B2 与其衍生的放射敏感性

DNA-PKcs 突变细胞系 irs-20 在受到质子束和光子辐照后的 DSB 修复动力学,发现 DNA-PKcs 缺陷的 irs-20 细胞在光子和质子束辐照后表现出更强的持续性 DSB 损伤,说明 DNA-PKcs 对于修复质子束和光子辐照引起的 DSB 同样重要。一项使用宫颈癌 HeLa 细胞的研究发现细胞对于 SOBP 区域质子束辐照比对光子辐照更高的辐射敏感性依赖于 Artemis 蛋白,这一结果说明 NHEJ 对质子束诱导的 DSB 修复的重要性。

总之,上述研究结果表明质子束辐照引起的 DNA 损伤至少在一定程度上与光子辐照引起的损伤不同。然而,质子束辐照引起的 DSB 修复机制仍不清楚,有待于深入研究。

2. 碳离子束对 DNA 分子的损伤及其修复 与低 LET 辐射不同,高 LET 的碳离子沿着穿越路径沉积大量的能量,构成特征径迹结构,径迹结构通常由一个圆柱形的"核心"和一个表示为"半影"的外部区域组成。大部分能量沉积在带电粒子径迹的中心,而半影区主要由来自径迹核心电离事件产生的 δ 电子组成,半影区损伤通常可以有效修复,这与核心区损伤不同,后者通常更为复杂,其修复涉及需要多条 DNA 修复途径的参与。

DNA 损伤的复杂程度直接取决于辐射的 LET 或电离密度。由光子和质子束引起的电离事件(低 LET)既有直接成分,也有间接成分;但它们主要通过与生物分子的间接相互作用来诱导 DNA 损伤。一般来说,低 LET 照射会导致简单的 DNA 损伤,即 1~2 个 DNA 螺旋内的单个 DNA 损伤。相反,高 LET 碳离子辐射的直接作用更强,引起的 DNA 损伤更为复杂。高 LET 辐照会导致大量能量沉积,诱发 DNA 团簇损伤。用免疫荧光技术可以观察带电粒子辐照的轨迹结构,这种方法利用针对 DNA 修复标志物的抗体,包括 γH2AX 和 53BP1 蛋白。这样就可以追踪和研究这些断裂部位的 DNA 修复事件。碳离子束辐照诱导的 γH2AX 和 53BP1 焦点在辐照后长时间持续存在表明团簇 DNA 损伤难以修复。53BP1、XRCC1 和 hOGG1 焦点(分别作为 DSB、SSB 和碱基损伤的标志物)在 DNA 团簇损伤部位的共同定位表明这些种类的损伤在空间上高度接近。高 LET 辐射后形成的 DNA 损伤焦点比低 LET 辐射诱发的焦点更亮、尺寸更大。目前普遍认为低 LET 辐射产生的 γH2AX 焦点与 DSB 之间为 1:1 的对应关系,然而其与高 LET 诱发的 DSB 之间的对应关系尚未有定论。有研究者利用超分辨率显微镜发现碳离子诱导密集分布的 DSB,并且多个 DSB 构成大焦点(Ø700~1 000nm)。碳离子束辐照诱导的大焦点包含亚焦点(Ø100nm),而后者由更小的亚焦元素(Ø40~60nm)组成,推测这些亚焦点代表了在团簇损伤部位积聚的 DSB 修复单元的局部染色质结构。然而,这些亚焦点是否代表一个大焦点内的单个 DSB 仍然是一个悬而未决的问题。与此同时,高分辨率透射电子显微镜(TEM)观察发现,与低 LET 光子相比,碳离子束辐照的 DSB 产率显著提高。此外,异染色质的局部去凝聚以及异染色质区域的焦点径迹弯曲在碳离子损伤的细胞中较为常见。碳离子辐照诱导的持久性 DSB 主要表现为异染色质定位,表明能量沉积部位的染色质局部密度决定了高 LET 射线诱导 DNA 损伤的聚集程度。由于常染色质中的聚集性损伤在高 LET 碳离子束辐照后能有效修复,因此异染色质区 DNA 损伤的持续性可能是由于 DNA 修复复合体难以接近这些断裂位点。碳离子诱导的 DNA 团簇损伤的时空修复动力学研究进展对于重离子致癌技术的进步至关重要。

针对 DNA 团簇损伤,细胞需激活多种 DNA 损伤应答途径进行修复。DNA 损伤中对细胞命运决定最重要的是 DSB,如果不修复或错误修复会导致基因组不稳定、细胞死亡或衰老。目前尚不清楚细胞是否优先选择一种特定的途径来修复由碳离子束辐照产生的 DSB。有人提出高 LET 离子辐射产生的大量小 DNA 片段阻止了 Ku 异二聚体的装载 / 结合,因此哺乳动物细胞中高 LET 辐射产生的复杂 DSB 是通过 HR 而不是 NHEJ 修复的。也有研究者观察到高 LET 辐射诱导的 DNA 断端募集对 HR 起关键作用的 MRE11,说明 HR 对高 LET 辐射诱导的 DNA 损伤修复的重要性。而缺乏 HR 因子 Rad51 的哺乳动物细胞对重离子辐射非常敏感。然而,也有研究指出 NHEJ 对碳离子束辐照诱导的 DNA 损伤修复至关重要,NHEJ 缺失的细胞在碳离子束辐照后表现出更低的存活水平。究竟哪种 DSB 修复途径在高 LET 射线的修复中扮演关键角色尚不清楚(图 2-8)。

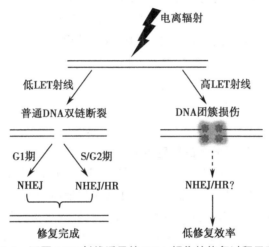

图 2-8 不同 LET 射线诱导的 DNA 损伤的修复过程示意图

与低 LET 辐射相比,碳离子束辐照的高 RBE 是由于诱导细胞中产生了大量不可修复的 DNA 损伤;然而,这些不可修复的损伤如何转化为强细胞杀伤力还不清楚。研究表明,碳离子束辐照可以下调 AKT 信号通路,从而激活自噬或凋亡。碳离子束辐照诱导细胞死亡的另一个机制是有丝分裂灾变。以顺铂、X 射线辐照和 / 或碳离子辐照处理 20 种不同的人肿瘤细胞系,发现凋亡和衰老在所有处理中都较为常见,然而碳离子束辐照不同程度地触发了有丝分裂灾变。研究者认为,碳离子束辐照后复杂性 DSB 的修复效率较低,导致异常有丝分裂和随后的有丝分裂灾变。此外,DNA 团簇损伤中密集的 DSB 可能导致染色体重排增加。利用细胞遗传学技术如多色带荧光原位杂交(mFISH)发现,相对于低 LET 辐射,碳离子束辐照能更有效地诱导染色体畸变。由于缺乏适当的 G2 检查点激活,拥有未修复 DNA 断裂的细胞会扩大染色体畸变或经历有丝分裂灾变。另有研究者探讨了重离子辐射诱发的 DNA 损伤和 DDR 的特殊性,认为端粒长度和谷胱甘肽在重离子辐射应答中发挥重要作用。

鉴于上述研究,可以发现,和光子辐射对 DNA 的损伤不同,质子和碳离子诱发更多的 DNA 团簇损伤,修复的难度更大,从而产生更高的相对生物效率。然而,其中的分子机制并不清楚。对于 DNA 团簇损伤修复机制的深入研究将对质子或碳离子放疗效果的提升产生重要影响。

二、质子碳离子对 RNA、蛋白质和脂肪分子的辐射效应

（一）质子碳离子对 RNA 分子的辐射效应

细胞中 RNA 含量丰富、半衰期长、信息密度高，因此，对 DNA 构成严重损伤的辐射理应能对 RNA 造成更为严重的损伤。早在 1990 年，Marinova 等人就发现辐射对 RNA 的损伤效应。然而，长期以来，受靶学说的影响，辐射对 RNA 的损伤没有受到足够的重视。自从 2003 年 Aas 等人发现细胞存在 RNA 损伤修复机制，并鉴定出人类第一个 RNA 损伤修复酶 hABH3，人们才意识到 RNA 损伤对人类疾病发生的重要性。蛋白质编码 RNA 或非编码 RNA 的损伤能够导致蛋白质合成错误或基因表达失调，从而导致一系列细胞生物学后果。电离辐射能够破坏 RNA 的完整性，导致 RNA 氧化性损伤（如 7,8- 二氢 -8- 氧代胍）或 RNA 链断裂，其中 RNA 链断裂是电离辐射引起的最常见的损伤类型，已发现 RNA 损伤与包括免疫抑制、肿瘤发生、动脉粥样硬化、阿尔茨海默症和帕金森症等在内的多种疾病的发生发展有关。然而，辐射所致 RNA 损伤机制以及由此产生的病理生理学结果尚不清楚，迄今为止质子和碳离子所致 RNA 损伤相关研究尚未见报道。

（二）质子碳离子对蛋白质分子的辐射效应

蛋白质是生命活动的主要承担者，是构成机体的基本有机物质，具有一级、二级、三级和四级结构，其结构决定了蛋白质的功能。辐射可以抑制蛋白质的合成，影响蛋白质的氧化、水解，破坏蛋白质的结构从而造成细胞的损伤，如辐射处理会破坏肌钙蛋白的结构，使肌钙蛋白降解。巯基是蛋白质中活性最强的官能团之一，肌肉中巯基含量的降低往往与二硫键的形成有关。辐照可促进肌肉蛋白质羰基化，在辐射诱导的强烈氧化条件下，蛋白质之间可能产生更紧密的交联并产生聚集体，其羰基和巯基更容易发生丢失。即使是低至 0.06mGy 的低剂量辐射也可能引起蛋白质的结构变化。已有研究发现，电离辐射导致铜锌超氧化物歧化酶中 α 螺旋和 β 折叠减少，无规则卷曲增多，同时酶活性下降。对碳离子辐射后 PC12 细胞的蛋白质组学进行分析，发现较多的具有分子伴侣功能的蛋白表达明显上调，说明重离子辐射对蛋白质结构的损伤启动了蛋白质的自我保护和修复机制。然而，质子和碳离子对蛋白质的损伤效应和机制尚未有研究报道。

（三）质子碳离子对脂肪分子的辐射效应

脂质主要包括油、脂肪和类脂，其中在常温下为液体状态的通常称为油，为固体状态的称为脂肪。一方面，脂肪能为生物体提供能量，是生物体重要的营养素之一；另一方面，脂肪过多摄入或代谢异常能对生物体的健康产生威胁。生物体的脂肪经过电离照射后发生的生物效应多为氧化效应，氧化反应主要分为三个类型：一是自由基氧化，二是酶促氧化，三是非自由基非酶促氧化。脂质氧化是自由基链反应，所产生的过氧化物对人体的危害很大，能导致细胞损伤、人体衰老等。光子辐射加速脂肪的氧化过程，能有效防止高脂食品的变质。而质子碳离子对脂肪分子的辐射效应研究尚未见诸报道。

第七节　质子、碳离子束辐照对细胞的影响

一、质子碳离子对细胞影响概述

1. 损伤　射线对细胞的损伤可以分为致死性损伤、亚致死性损伤以及潜在致死性损伤。与低 LET 射线（光子、质子等）相比，碳离子束辐照主要产生 DNA 双链断裂及难以修复的 DNA 团簇损伤，对细胞周期、氧浓度依赖小，故而对乏氧肿瘤、光子抗拒性肿瘤的治疗具有优越性。

另外，碳离子束辐照可诱导 UPR（unfolded protein response）通路的 IRE1 上调促凋亡蛋白 CHOP（C/EBP-homologous protein）的表达，CHOP 表达导致抗凋亡线粒体蛋白 Bcl-2 下调、促凋亡蛋白 Bax 表达上调；与之相比，X 射线照射对 CHOP 的表达没有影响，这可能是碳离子束相对于 X 射线在肿瘤抑制中更有优势的原因之一。

2. 修复　重离子辐射造成的 DNA 团簇损伤影响 DNA 修复酶与 DNA 片段结合，进而影响修复，导致细胞死亡或产生不正确修复（即突变）。另外有研究显示，质子碳离子束与 X 射线辐照后 G2/M 期检测点被激活，细胞将对损伤进行修复，且剂量越高阻滞越显著；等剂量重离子诱导的 G2/M 期阻滞与凋亡率均高于 X 射线，说明修复效率和准确性不如 X 射线。

3. 迁移　基质金属蛋白酶（matrix metalloproteinase，MMP）在多种恶性肿瘤细胞中都有表达，它可以降解几乎所有的细胞外基质（extracellular matrix，ECM），尤其是 MMP-2 和 MMP-9 的活性与肿瘤的浸润和转移密切相关。在最近的一项研究中显示，经碳离子束辐照后，HepG2 细胞中的 MMP-2 和 MMP-9 随着辐照剂量的增加，其表达量下降，推测碳离子束辐照引起 MMP-2 和 MMP-9 的下调表达，可能是导致 HepG2 细胞迁移能力和侵袭能力下降的机制之一。

二、质子碳离子对细胞的命运决定

"4R 理论"是传统放疗的生物学基础理论，决定了质子、光子等放疗需要通过增加分割照射的次数来减小副作用和增强疗效；而碳离子射线的生物学行为超越以上范畴，它杀伤肿瘤细胞的能力与肿瘤细胞的氧浓度、周期分布等关系不大，使其在照射时，分割次数较少（甚至 1 次即可完成），对正常组织细胞损伤小，但对癌细胞的杀伤作用却大大提高了。DNA 是放疗作用于细胞的最重要的靶，决定了细胞受到辐照后的命运。下面简单介绍质子碳离子束辐照后细胞核变化诱导的肿瘤细胞损伤、阻碍修复以及在特殊情况下对细胞的保护作用。

（一）肿瘤细胞损伤

虽然质子有着与光子非常相似的生物学效应，但像碳离子这样的重离子在诱导 DNA 不

可修复的损伤方面更为有效,其特征是团簇性损伤抑制肿瘤细胞的 DNA 修复能力,使得重离子具有强大的杀瘤能力,因此,碳离子可能被用来治疗一些难治疗的肿瘤,包括那些乏氧或辐射抗性肿瘤。

由于碳离子的质量比质子大,LET 比质子或光子高。更高 LET 的生物学优势是使双链 DNA 断裂的可能性增加,从而产生更高的 RBE。这取决于粒子穿过物质时,在微观甚至纳米尺度上能量的物理剂量分布。此外,径迹结构不仅在 DNA 损伤程度上,而且在染色质高级结构上都有生物学意义:单个高 LET 粒子径迹穿过细胞核可能会通过染色质结构(如染色质纤维)引起相关损伤,或者在相邻的染色体区域通过一系列的 DSB 导致复杂的染色体畸变。由于缺乏适当的细胞周期检验点而在细胞周期中无抑制地移动将会传播染色体畸变或经历有丝分裂灾变。总的来说,净效应是碳离子辐照增加了染色体畸变的产生,无论是简单的还是复杂的。

碳离子等高 LET 辐射不仅增加染色体畸变率,而且降低细胞周期依赖性。光子辐照的细胞在 S 期表现出抗拒性,而在 M 期受到辐射时则表现出敏感性。随着 LET 辐射的增加,细胞周期中的这种差异减小。

(二) 阻碍修复

据报道,质子碳离子辐照诱导的 DNA 损伤修复途径不同于光子。NHEJ 或 HR 途径的修复过程可能受细胞周期、DNA 损伤的复杂性、修复蛋白等因素的控制。NHEJ 是一种容错修复;而 HR 修复的正确性更高,HR 还参与修复和重新启动倒塌的 DNA 复制叉。细胞周期进展是选择修复途径的决定性因素。NHEJ 在细胞周期的各个阶段都有作用,而 HR 只存在于 S 期和 G2 期。NHEJ 和 HR 可能会相互竞争,特别是在 S/G2 期。研究表明,不太复杂的 DSB 优先由 NHEJ 过程修复,而更复杂的 DSB,包含多个受损位点,导致修复从 NHEJ 转换到 HR,或是另一种 NHEJ 途径,以确保基因组的稳定性。NHEJ 虽然是 DSB 修复的主要机制,但是当细胞暴露于 2Gy 剂量的铁离子时,NHEJ 途径不能修复复杂的 DNA 损伤。与光子相比,碳离子辐照导致更严重的 DNA 损伤,修复效率较低,导致细胞周期延长,主要在 G2 期,并伴随着细胞凋亡增强。在碳离子束照射后,HR 途径似乎更适合 DSB 修复,而 U87 细胞,与中国仓鼠细胞和造血成熟和不成熟细胞的报告一致。大约 85% 的碳离子粒子径迹诱导的 DSB 在 G2 期被切除,而且 20%~40% 的 G1 细胞显示出 DNA 末端切除信号。

(三) 肿瘤细胞凋亡

研究表明,重离子照射使细胞阻滞于 G2/M 期,细胞凋亡增加。*p27* 是一种细胞周期负调控因子,主要功能是调节 G、S 期,可抑制细胞周期蛋白依赖激酶,其表达减少导致 S 期细胞增多,肿瘤细胞过度增生。照射后第 15 天,重离子照射后 *p27* 表达水平显著低于光子,肿瘤再增殖受抑制。癌基因、抑癌基因的表达情况不影响重离子治疗的疗效;抑癌基因 *p53* 在介导细胞增殖和肿瘤凋亡过程中有重要作用,与光子线放射敏感性有关。突变 *p53* 高表达的肿瘤细胞对光子抵抗,而野生型和突变型 *p53* 表达对重离子的敏感性相当。可能因为重离子照射介导的凋亡并不依赖 *p53* 通路,而是直接激活 Caspase-9 通路,引发细胞凋亡。另外,癌基因 Bcl-2 过表达时,肿瘤细胞对光子放射抵抗;而肿瘤细胞对重离子的放射敏感性与 Bel-2 表达无关。重离子治疗可降低部分肿瘤的转移潜能,低剂量光子照射有可能增加肿瘤转移的潜能。现有研究发现重离子线可降低脑胶质瘤细胞、结肠癌细胞、肺癌细胞株的转移特性,而且抑制转移的特性与放疗的总剂量无关。可能的解释是,受照射后与细胞连接相关的 aVh3 整合素表达上调;细胞间连接牢固,迁徙能力下降;与转移相关的基质金属蛋白酶活性下降,肿瘤的浸润能力受抑制。

(四) 低剂量高能质子诱导适应性和旁观者效应保护人类细胞

有研究发现,预暴露于 20cGy 的质子可保护受正常人成纤维细胞,使其免受随后 50cGy、1GeV/u 铁离子(151keV/μm)照射所引起的染色体损伤。有趣的是,与质子辐照细胞共同培养的未辐照(即旁观者)细胞也能显著地避免后续照射诱导的 DNA 损伤效应。这种缓解作用持续了至少 24 小时。这些结果强调了辐射直接穿过细胞引起的生物效应与暴露于混合辐射场的细胞群体中的旁观者效应的相互作用,说明适应性反应可以从遭受低 LET 辐射的细胞扩散到附近的旁观者细胞。暴露于低剂量、低 LET 辐射,特别是低剂量率的 γ 射线后,包括 DNA 修复和抗氧化反应在内的适应性反应被诱导。这种保护机制可抵御随后暴露于电离辐射的破坏性影响,以及正常生理过程引起的自发损伤。

实际上,不论是传统的光子放疗,还是新兴的质子碳离子放疗,对于肿瘤细胞的作用原理都有其相同之处。尽管重离子疗法具有不可比拟的生物学优势,但越来越多的证据表明,与简单地添加单个混合束成分相比,暴露于混合辐射束中会导致更高水平的复杂染色体畸变,高 LET(重离子束)和低 LET(X 射线)相互作用,将会导致更多的 DNA 损伤,DNA 修复比相加作用预期的要少,即暴露于混合辐照(高 LET 辐射和低 LET 辐射)下是一种鼓舞人心和有前途的治疗方法。

三、质子碳离子对细胞器的影响

在已知的众多细胞器中,线粒体在辐射诱导的细胞损伤反应中起着重要的作用。线粒体通过氧化磷酸化产生 ATP,同时也参与生物合成代谢过程,包括胆固醇、血红素、脂类和核苷酸等。此外,线粒体被认为是活性氧和氮的主要来源,但辐射引起线粒体反应的机制仍不太清楚。

受照后的人淋巴母细胞线粒体中表达上调的蛋白质,主要在 DNA 损伤修复过程、线粒体核糖体,特别是线粒体呼吸链中富集,这些表达上调的蛋白质主要用于提高 ATP 的产量,并同时释放 ROS。在细胞受到电离辐射后,线粒体中三个电子传递链复合物的表达均发生上调,这表明细胞内能量生成增加。通过对 γH2AX 的检测对 DSB 修复进行定量分析发现,γH2AX 水平第二次升高可能是由线粒体呼吸链蛋白的表达上调引起的。之所以这样推断,一方面是因为细胞在进行 DNA 损伤修复时,需要大量的 ATP;另一方面则是在受照之后位于线粒体基质内的 Mn-SOD(SOD2)表达上调,即对大多数超氧化物起着基本防御作用,而另一种位于细胞质中的 Cu/Zn-SOD(SOD1)含量并未发生明显增加,这表明细胞中伴随 ATP 生成而产生的氧化剂主要来源于线粒体基质。临床上也观察到,直肠癌患者在接受放疗后,细胞中线粒体蛋白表达的上调,放疗产生的良好治疗效果可能是由于直肠癌细胞中由

ROS 释放和 ATP 产生增加而引起的肿瘤损伤。

有研究发现,质子、重离子照射后线粒体碎裂程度决定了线粒体的损伤反应。该研究用碳离子束照射人宫颈癌 HeLa 细胞后,发现受照细胞表现出多种呈剂量和时间依赖性的线粒体网络异常。0.5Gy 照射后 12 小时,线粒体轻度断裂,主要表现为中等长度(0.5~2mm)线粒体的增加;但在 3Gy 照射后,点状线粒体的增加更为明显。

严重的线粒体损伤可能会导致凋亡蛋白的释放,从而引起细胞凋亡。Bcl-2 蛋白家族负责调控凋亡,其中 *Bax* 基因是人体内最主要的凋亡基因,其编码的 Bax 蛋白可以与 Bcl-2 形成异二聚体,对 Bcl-2 产生抑制作用。0.5Gy 碳离子束照射诱导线粒体内 *Bax* 基因表达轻微增加,*Bcl-2* 基因表达显著上调,而高剂量则诱导线粒体内 *Bax* 高表达,抑制 *Bcl-2* 表达,在细胞质中则呈相反趋势;同时还在高剂量照射后观察到线粒体释放细胞色素 c 到细胞质中,而低剂量照射却未观察到,由此可以推测高剂量碳离子束辐照后线粒体的严重碎裂与细胞色素 c 的释放有关。另一项研究表明,泛半胱天冬酶抑制剂(pan-caspase inhibitor)有效抑制了碳离子束照射诱导的细胞死亡,这表明半胱天冬酶(Caspase)在碳离子束辐照诱导的胶质瘤细胞死亡中发挥着重要作用。在半胱天冬酶激活机制中,线粒体是传递其级联激活信号的重要细胞器,而上述 Bcl-2 蛋白家族及其相关的细胞凋亡因子(Bak)在多种由线粒体介导的细胞凋亡中具有重要的作用,因此推测二者之间可能存在某种联系。一项实验研究发现,碳离子束照射诱导的细胞凋亡,在 Bcl-2 过表达或 Bax、Bak 双敲除的细胞中得到了有效抑制。在碳离子束照射诱导的线粒体细胞色素 c 释放和半胱天冬酶激活等方面得到了基本相似的结果。该实验结果表明,Bax、Bak 对于碳离子束照射诱导的胶质瘤细胞死亡是必须的,半胱天冬酶在线粒体促凋亡蛋白(Bcl-2 蛋白家族)激活的下游激活。该研究还发现敲除 *MEK1/2* 基因后,可以抑制细胞中半胱天冬酶、Bax、Bak 的激活,并推断 MEK-ERK 通路在线粒体上游发挥作用,调控细胞凋亡。

此外,研究还发现,辐射后抑制线粒体的分裂会阻止相应的线粒体反应。*Drp1* 基因及其编码的蛋白质对线粒体分裂来说是必不可少的,而 FIS1 作为 Drp1 的受体发挥作用,并调节线粒体分裂。在低剂量条件下,抑制线粒体分裂促进了线粒体保护性自噬,存活率低于对照组,即提高了细胞对低剂量碳离子的敏感性;在高剂量条件下,细胞中出现大量点状线粒体,引发了线粒体介导的凋亡和细胞死亡,但通过对线粒体分裂的抑制降低了细胞的凋亡水平,存活率高于对照组,即降低了细胞对高剂量碳离子的敏感性。但总体而言,高剂量组的细胞存活率还是低于低剂量组。

质子、重离子照射对线粒体的作用还表现在其对线粒体生物发生的影响上。线粒体生物发生是核基因组和线粒体基因组之间众多基因协同作用的复杂过程。它由过氧化物酶体增殖物激活受体共激活因 -1a(PGC-1)、核呼吸因子(NRF)、雌激素受体相关受体(ERR)和线粒体转录因子 A(mtTFA)等关键因子组成的复杂转录网络调控。有研究表明,线粒体生物发生和癌细胞转移之间存在关联,即线粒体 DNA 缺失的细胞通过上调组织蛋白酶 L 的表达而表现出更强的侵袭性。

为了明确线粒体生物发生是否受到质子照射的影响,有研究分析了 COX-I 与 RPLP0(分别代表了线粒体 DNA 和核 DNA)的表达比率随时间和剂量的变化,得出的结论是,质子束照射的确增加了线粒体的生物合成。线粒体生物合成的增加伴随着线粒体基因表达的增加,以及调节线粒体量和代谢的关键辅助激活因子 PGC-1 的高表达。PGC-1 是线粒体生物发生的主要调节因子,并通过与转录因子如 NRF1 和 ERR 的相互作用发挥作用,有研究发现质子束照射通过上调 PGC-1 及其共转录因子如 NRF1 和 ERR 以及线粒体转录因子 mtTFA 的表达有效地增加了线粒体的生物发生。AMPK 和 SIRT1 是与 PGC-1 有关的上游分子,还是线粒体生物合成的调节因子。但是在接受质子束照射和 TPA 处理的细胞中,只有 AMPK 磷酸化随着照射剂量以及照射后时间的增加而增加,SIRT1 磷酸化并未受到影响。这表明 AMPK 信号通路可能参与了质子束照射诱导的线粒体生物合成。

第八节　质子碳离子束辐照对组织的损伤

　　辐射对机体的组织和器官所造成的损伤是十分复杂的,是细胞成分的形态、生物化学物理化学等各种变化的综合表现。辐射对器官的影响除了考虑原发效应外,还应考虑继发效应。

　　一般来讲,人体组织对辐射的敏感性(此处敏感性是指组织受照射后表现出来的现象而不是指细胞的反应性)与其增殖能力成正相关,与其分化程度呈负相关,即增殖能力越强的组织越敏感,分化程度低的组织越敏感,反之亦然。在一定的剂量下组织器官的损伤与受照射的面积有关,受照射的面积越大,反应越大;受照射的面积越小,反应越小。人体的组织器官都有特定的结构和功能,在一定的范围内,细胞死亡过多,组织结构被扰乱。虽然照射量不足以杀死组织内所有的细胞,亦可引起组织的坏死,照射产生的小血管闭塞和结缔组织纤维化也影响器官的功能。

　　常规放射治疗起源于低能 X 射线。为了提高照射剂量的精确性,人们利用了类似 ^{60}Co γ 射线的电磁辐射和来自加速器的韧致辐射光子束;因为它们在皮下 3cm 伴随着指数衰减有着更小的散射和更好的剂量分布。质子和碳离子为带电粒子,在与组织的相互作用中,主要是通过与原子核外轨道电子的碰撞损失能量。因其质量比电子质量好得多,质子碳离子与轨道外电子碰撞后基本不改变方向。粒子束进入体内后,在入射路线的周围直接释放出能量并沿直线前进,在射程末端附近释放出最大的能量,形成布拉格峰。因此质子和碳离子束期望可得到一个完全不同的剂量特性。对于质子和碳离子来说,剂量随深度的增加其旁散射甚至进一步减小。

　　质子碳离子束与物质相互作用的特殊机制使得它在肿瘤治疗方面具有一系列明显的优点:重离子束治疗精度高(mm 量级);剂量相对集中,侧向散射小;照射治疗时间短,疗效好;与此同时,对肿瘤周围正常组织损伤小,因此质子和碳离子治癌过程中对正常组织的影响相对有限,相关研究也比较局限,因此本部分内容仅做简单阐述。

一、质子碳离子对造血系统的作用

造血系统受照射后引起急性反应的靶细胞是各种前体细胞,而不是与长期修复有关的干细胞。

造血系统受到照射后,干细胞减少,使其对扩增部分的前体细胞的供应减少,同时前体细胞的本身也受到了照射的损伤。红细胞、白细胞和血小板的再生长很快,他们的放射敏感性也是一样的。但因血小板和白细胞的生命期限很短,因此外周血中的计数很快下降,由于红细胞的生命时间较长,因此贫血就出现较慢,其原因并非红细胞放射较抗拒。通常质子重离子放疗并不引起血象下降。

二、质子碳离子对肺组织的作用

肺癌是原发性支气管肺癌的简称,是指发生在支气管黏膜和肺泡的恶性肿瘤。肺癌的发病与吸烟和空气污染有密切关系。近年来,我国肺癌的发病率和死亡率逐年上升,控制吸烟、减少空气污染及早期诊断、合理治疗,是目前降低肺癌发病和死亡的主要措施。

大剂量照射后,肺损伤的早期反应是渗出,大约在照射后 1 个月发生,这是由于照射引起肺泡壁通透性的改变,但这对照射后 3~6 个月所产生的放射性肺炎并不起主导作用。放射性肺炎的特征是肺泡毛细血管壁界面失去平衡,造成肺泡膨胀不全,血液漏入肺泡腔内造成出血,这是肺功能两种关键成分即肺泡表面活性物质的产生和屏障活性丧失的结果。主要的靶细胞是肺Ⅰ型细胞和内皮细胞。

放射性肺炎的第二阶段损伤是肺的放射性纤维变,进一步引起肺功能的丧失和导致死亡。肺泡壁的损伤产生反应性的炎性变化出现纤维素及其他血清蛋白漏入肺泡壁和肺泡腔中,纤维素可以机化造成网状弹性骨架的不正常,这些胸膜渗出物(靶细胞不清楚)也能造成病人死亡。正常肺的精细网状结构发生变化,产生网状纤维素的“增生”在肺组织内数量增多并变厚,可以从局灶性的实变进一步形成肺组织的融合性实变。补偿期内,首先是发生死细胞的机化和炎性渗出,伴随着进行性纤维化,精细的网状结构—弹性网随着无血管分布区的增加为瘢痕组织所取代(胶原化和骨化)。

三、质子碳离子对皮肤的作用

与光子治疗不同,质子碳离子在皮肤的剂量沉积很小。若布拉格峰的位置沉积在皮肤,其放射损伤有一个潜伏期,与一般的烧伤不同。当局部皮肤接受一定辐射剂量后,不会立即出现临床症状,潜伏期的长短主要取决于局部皮肤接受的剂量和辐射的品质;剂量越大,潜伏期越短。皮肤及其附属器都是放射敏感组织,其中最敏感的是皮脂腺,以下依次是毛囊>表皮>汗腺。不同照射剂量的质子和碳离子束作用于皮肤后,也可发生程度不同的皮肤放射损伤。一般可分为 4 度:Ⅰ度为毛囊性丘疹与脱毛,Ⅱ度为红斑反应,Ⅲ度为水疱,Ⅳ度为坏死溃疡。

四、质子碳离子对肠的作用

1. 急性照射的影响　急性照射初期,十二指肠变化最为明显。照射后 30min,可见肠隐窝上皮细胞有丝分裂停止,DNA 合成受抑制,出现病理性分裂,如多极或不完全分裂等。在此时期,肠黏膜分泌增多,消化淀粉的能力增高。肠道吸收葡萄糖、果糖、甘露糖和氨基酸等物质的能力减弱,脂肪的吸收率一般也降低。小肠微血管明显扩张,血流量增加。小肠发生强收缩现象,蠕动增强,甚或出现痉挛等肠运动的功能紊乱症。此外,肠道是空腔脏器,质子碳离子治疗较难掌握精度,因此往往容易产生以上急性照射损伤。

极期时,小肠变化较为复杂。肉眼即可见肠黏膜明显水肿,以及单发或多发的小出血灶。出血灶小者为出血点、出血斑,大者可为大片状,或发生黏膜下血肿。广泛的黏膜下出血,出血部位的黏膜常发生渐进性坏死,继而形成溃疡。溃疡底部及边缘因被胆汁浸染而呈污绿色,其周围组织水肿。一般很少出现肠穿孔,播散全身,引起感染并发症。肠蠕动功能也明显减慢,常有气体和液体滞留在肠腔内。此外,分次照射后,小肠也可能不出现早期反应,仅发生晚期反应。

恢复期时,细胞 DNA 合成能力增强,分裂活动旺盛,肠黏膜、黏膜下结构均可恢复正常。但应当指出,在存活的病例中,一般均不发生上述极其严重的肠黏膜溃疡、出血和坏死等病变,即或发生,其范围也较小,程度也较轻。

2. 慢性照射的变化　慢性照射时小肠在短期内不出现明显变化。晚期,绒毛常变粗短,上皮细胞变扁平、空泡化、核固缩,杯状细胞稀少,浆膜常因胶原增多而增厚,其纤维细胞可呈畸形;此时,肠消化功能也常发生障碍,出现腹胀、消化不良、慢性腹泻及食欲缺乏等症状,也可并发感染,或发生肠腔狭窄,出现肠梗阻等严重的症状。

肠型放射病与放射损伤时的肠道病理改变是两个概念,前者是一种以急剧肠黏膜损伤为特征的极重度全身性放射病。该型放射病由于受到超过骨髓型放射病的剂量(10Gy以上剂量)全身照射,虽然也存在造血组织的损伤,但辐射造血综合征被急剧发展的肠道症状所掩盖,或未出现造血综合征时机体便已死亡。肠型放射病早期开始迅猛地出现肠上皮变性、坏死和脱落,以及在数日后可见微弱的上皮再生;同时,也有肠壁小血管成分的严重变性、坏死、管腔阻塞及管周围结缔组织纤维化。因此,采取一系列措施减轻肠上皮及小血管的放射损伤,扶植与发展已有微弱的肠上皮再生能力,是救治肠型放射病最有希望的途径之一。

五、质子碳离子对血管的作用

组织受到质子碳离子治疗时,血管极有可能被照射而产生损伤,一方面是由于照射对血管的直接作用,另一方面是由于其他组织成分损伤的反应。

粒子照射的直接效应可分为三期:急性期,有血管扩张及渗透性改变;中间期,主要是放射线对内皮细胞的效应;后期,大血管壁的变化。

急性期的血管损伤有可能导致血管 - 组织交界的组织产生含蛋白质的水肿,这种体液的堆积最终导致纤维化,毛细血管的损伤形成毛细血管周围的纤维化,动脉壁损伤后的纤维化表现为动脉内膜的增厚,动脉管腔狭窄,但在静脉壁中这种变化极少。

　　粒子对内皮细胞的损伤,其表现与内皮细胞的分裂有关,其出现的时间因不同情况而不同。如果是没有刺激毛细血管增殖的状态,在中等剂量照射后,内皮细胞由于分裂的速度很低,不能增殖而出现死亡。血管内皮细胞死亡的后果取决于其所在的位置,特别是取决于在损伤表面通过的血流速度;如血流速度快则除有一薄层纤维素沉积以外,没有其他不良后果,血流速度慢,则可能随之产生导致血管闭塞的血栓。如血管出现闭塞时,局部组织根据具体血管营养程度不同会出现不同的改变。

第九节　非 靶 效 应

　　传统放射生物学的靶学说曾认为,细胞只有在直接接受电离辐射的能量沉积后才会产生生物学效应,并且大量的研究证据表明电离辐射导致细胞死亡的主要敏感部位在细胞核,进而有证据明确核 DNA 是放射引发细胞死亡的主要作用靶标。尽管早在二十世纪初期和中期,就有研究发现受照动物或患者的血清或血浆会损伤未受照细胞,提示受照个体血液中存在某些细胞有害物质,而未受照细胞暴露于这些有害物质就可能产生生物学后果,但是这些零星的研究结果并未引发关注。直到二十世纪九十年代,在几项具有里程碑意义的研究中,研究人员在未直接受照的细胞中观察到了旁效应、基因组不稳定性等现象后,放射生物学家才认识到细胞不需要直接受照也可产生生物学变化。从那时至今近 30 年的若干研究在未受照细胞、组织甚至是生物个体中证实了这些现象的存在,并揭示了其中的可能发生机制。由于这些现象发生在未接受照射的细胞或组织中,所以被称为非靶效应(non-targeted effect),以便和直接受照细胞 / 组织中产生的靶效应相区分。不仅 X 射线、α 粒子可诱导非靶效应,重离子照射如碳离子也可诱导非靶效应。另外,非靶效应既可以发生于正常细胞,也可发生于肿瘤细胞。非靶效应对经典的靶学说提出了挑战;然而,我们不必摈弃传统的靶学说,而可以将非靶效应与经典的靶学说整合,形成新的靶学说。在新的靶学说中,非靶效应将辐射的敏感靶扩展到受照细胞、组织和个体周围甚至远端的细胞、组织和个体,而基因组不稳定性则将照射靶延伸到受照细胞的子代细胞。

　　非靶效应不仅丰富了放射生物学理论,它还可能在放射防护和放射治疗中存在潜在应用。非靶效应在低剂量辐射领域对总的放射生物学效应具有重要贡献。非靶效应不依赖于剂量,因此它对已广为大家所接受的线性无阈(linear non-threshold,LNT)假说产生了冲击。LNT 假说认为,任何辐照剂量都存在致癌风险,且其致癌风险与受照剂量呈线性相关。非靶效应的存在意味着 LNT 假说可能并不完全正确。有赖于特定非靶效应的影响,放射的致癌风险与受照剂量的关系可能是超线性(增加)也可能是亚线性(降低)。在放射治疗中,非靶效应的存在使得其可能被利用来增强对肿瘤细胞的杀伤或者降低对正常组织细胞的损伤。

一、基因组不稳定性

基因组不稳定性是指发生在受照细胞的子代细胞中的遗传变化频率增加,通常表现为染色体异常和延迟细胞死亡水平的增加。染色体的异常可通过染色体畸变、微核和非整倍体的出现频率等来衡量。电离辐射是一种独特的 DNA 损伤剂,它在很小的范围内沉积较大的能量从而在 DNA 分子的一小段(10~15bp)内产生多个损伤,包括碱基损伤、单链断裂、双链断裂等。这种在短距离内的多位点损伤被称为团簇损伤,也被视作电离辐射的指纹。团簇损伤的复杂程度与射线的 LET 相关,LET 越大,团簇损伤越复杂,结果是细胞对其的修复越慢,且越难以修复。在这种损伤情况下,大多数细胞无法跨越细胞周期检查点,但一旦有细胞能够重新进入细胞周期,那么那些错误修复或未修复的损伤就可能导致染色体异常,从而导致基因组不稳定性的发生。

除了基因表达改变外,表观遗传学变化如 DNA 甲基化、染色质重塑和 microRNA 表达改变也是基因组不稳定性的诱发和助推因素。例如,低剂量照射人角质细胞后产生的基因组不稳定性与细胞受照后甲基化谱的改变相关。另外,长期慢性炎症可能也是基因组不稳定性发生的一种机制,尤其是在体内。细胞受照后如不能修复 DNA 损伤,由此可持续激活 DNA 损伤应答信号通路,启动炎症过程,最终导致长期慢性炎症。而慢性炎症环境又可诱导产生活性氧,从而进一步损伤 DNA,形成一个正反馈环,最终导致基因组不稳定性的发生。

基因组不稳定性与射线的 LET 也相关。虽然最初只发现高 LET 的 α 粒子而不是低 LET 的 X 射线可以导致造血干细胞出现基因组不稳定性,但是后续的研究表明,低 LET 的 X 射线也可诱导基因组不稳定性,表现为持续的 DNA 损伤和微核形成,不过程度低于粒子。导致同等程度的基因组不稳定性需要的高 LET 辐射的剂量要小于低 LET 辐射。研究发现,单次低剂量(1mGy)、低剂量率(1mGy/6~8h)的碳离子照射可影响受照正常细胞的子代基因组稳定性,导致受照细胞生长逐渐变慢,更早出现衰老,且在衰老前期细胞中出现更高水平的 DNA 损伤标志物。但同等剂量的 X 射线却不会导致类似的变化。任何一个正常细胞一旦出现基因组不稳定性,就可能促进其向肿瘤细胞转化,出现癌细胞的特征,最终发展为恶性肿瘤。因此,基因组不稳定性在肿瘤的发生和进展中具有重要作用,并且是多种肿瘤的特征。所以碳离子治疗在杀死肿瘤组织的同时,也可能带来对正常组织的潜在危害,包括二次肿瘤的发生。另外,基因组不稳定性也可能与其他疾病相关,如神经退行性疾病、白内障等。

对肿瘤细胞而言,受照细胞的子代细胞若获得染色体异常,就可能导致其获得适应性并产生逃逸,最终使得放疗失败。由于与常规光子照射相比,重离子更容易导致基因组不稳定性,所以对于耐辐射肿瘤的碳离子治疗,亟须明确复杂的 DNA 损伤对染色体变化发生率的影响。细胞的抗氧化系统影响着受照细胞的 DNA 损伤和染色体变化。如高水平的内源还原型谷胱甘肽(GSH)能促进肿瘤细胞生长并且具有较强的放射抵抗。有研究发现,通过消耗 GSH 可以增加肿瘤细胞受碳离子照射后的 DNA 损伤复杂程度,从而降低其子代细胞的染色体异常率,提示联合 GSH 消耗和重离子治疗不仅可以增加重离子对耐辐射肿瘤细胞的杀伤,还能减少受照肿瘤细胞子代的基因组不稳定性,从而降低放疗后的肿瘤逃逸,提高放疗的疗效。

二、旁效应

旁效应被定义为受照细胞周围那些未受到照射的细胞所表现出来的生物学变化,这些变化包括基因表达改变、表观遗传学变化、DNA 损伤、基因突变、细胞死亡等。受照细胞通常被称为信号细胞,信号细胞在受照产生 DNA 损伤后启动多条信号通路,向细胞外释放信号分子,这些信号分子传递到未被照射的旁效应细胞,后者摄入信号分子后启动相应的信号通路使得细胞表现出相应的生物学变化。因此,旁效应在本质上就是受照细胞和未受照细胞之间信号传递的结果。尽管截至目前,关于旁效应的发生机制并不完全清楚,但是近 30 年的研究结果显示,可溶可扩散的信号分子如细胞因子、蛋白质、microRNA 和 Ca^{2+} 等可介导旁效应的发生,信号分子可通过外泌体和细胞间隙连接等途径由受照细胞传递至旁效应细胞。另外,活性氧和活性氮也参与旁效应的发生。

有证据显示,碳离子照射可在正常细胞中诱导旁效应。无论是照射全汇合细胞群中的部分细胞还是采用共培养方法,未受照的人成纤维细胞都出现了微核形成增加、基因突变、细胞死亡等变化。其发生机制包括活性氧和活性氮发挥的重要作用,并且细胞间隙连接可能是传递旁效应信号分子的重要通道。这些研究结果提示碳离子治疗可能会对未受照的正常细胞产生损伤从而造成毒副作用。除了对正常组织造成损害之外,旁效应还可能与二次肿瘤的发生相关。碳离子照射导致的旁效应损伤可持续至其子代细胞。旁效应和基因组不稳定性存在一些共同的表现,如 DNA 损伤、基因突变、染色体异常等。有趣的是,虽然分次照射在正常细胞中导致的旁效应比等剂量单次照射所导致的旁效应显著,但是对旁效应细胞子代的影响却正好相反,即碳离子分割照射可降低在旁效应细胞中的远期影响。目前碳离子治疗很少用于儿童患者,主要就是担心其会增加儿童患者治疗后患二次肿瘤的风险。另外有一些零星研究涉及碳离子在其他诸如骨髓间质干细胞和支气管上皮细胞中诱导的旁效应。

研究发现,碳离子在 A549 细胞中诱导的旁效应与信号细胞的周期有关,处于 G2/M 期的细胞对旁效应的贡献最大,且 DNA-PKcs 和 ATM 两个在 DNA 损伤修复通路中非常重要的激酶是旁效应的相关因子。活性氮如 NO 参与了碳离子在唾液腺肿瘤细胞中诱导的旁效应,且旁效应的发生与碳离子的 LET 有关。软骨肉瘤细胞在接受碳离子照射后,可释放旁效应信号导致未受照的旁效应正常皮肤成纤维细胞的微核形成增加,但未受照的软骨肉瘤细胞却未出现同样的旁效应现象。

尽管已经取得了上述研究结果,然而截至目前,碳离子诱导旁效应的研究仍然严重不足。碳离子加速器的缺乏是最大的客观限制因素。其次,从目前已知电离辐射旁效应的机制来看,旁效应的发生涉及很多因素,如射线种类、LET、剂量、剂量率、细胞类型、细胞暴露于旁效应信号的时长、检测时间和指标等,这些复杂因素给我们理解旁效应在临床放射治疗中的真正后果带来极大困难。只有明确旁效应发生的关键决定环节和因素,才可能在临床放疗中利用旁效应的发生来增加疗效或降低毒副作用。因此,扩展碳离子诱导旁效应研究中所用的细胞种类尤其是采用临床相关的肿瘤细胞和正常组织细胞开展实验研究势在必行,且研究不应局限于体外单层培养的细胞,还应加强在体外组织模型如三维皮肤模型、各种类器官和动物体内各个水平上的研究,并在模拟临床条件下深入研究碳离子诱导旁效应的发生机制。另外,肿瘤的发展严重依赖于肿瘤微环境,而后者受肿瘤组织中各种细胞和免疫细胞及肿瘤相关成纤维细胞所调控。外界刺激如电离辐射会进一步调节肿瘤微环境,例如肿瘤相关成纤维细胞受照后释放多种细胞因子改变肿瘤微环境从而促进肿瘤细胞的生长,这可能是肿瘤组织辐射抗性和进展的原因之一。这方面的研究即使在常规放疗中也尚未得到足够的重视,在碳离子治疗中就更鲜有涉及。

三、远端效应

远端效应通常被认为是生物个体体内的旁效应信号传递,最终导致抗肿瘤效应。但与受照肿瘤附近细胞中产生的旁效应不同,远端效应顾名思义发生在与受照肿瘤组织相隔甚远的未受照肿瘤组织中。受照肿瘤细胞释放的各种细胞因子、ROS 和 NO 参与了远端效应的发生,这是与旁效应共有的机制;然而除此之外,远端效应的发生还有自己独特的机制,即免疫系统如树突状细胞、巨噬细胞和 T 细胞等的参与。具体来说,局部肿瘤放疗引发局部炎症,增加 T 细胞激活,导致未受照肿瘤细胞通过 T 细胞依赖的通路被杀灭。这可能解释了远端效应常出现在免疫系统比较强的患者身上的现象。免疫逃逸是恶性肿瘤的一个重要特征,但是在适当环境下包括恰当的肿瘤类型、合适的免疫功能以及特定的放疗条件等,远端效应有可能解除肿瘤的免疫逃逸,从而大大增强放疗的疗效。然而,在临床中,远端效应虽曾在恶性淋巴瘤、肝癌、宫颈癌、黑色素瘤、结直肠癌等多种肿瘤的放疗中出现过,但并不常见,也难以预测。

目前免疫治疗已成为肿瘤治疗新的利器。联合免疫治疗和放疗除了直接杀死受照肿瘤外,还可增加远端效应的发生率,最终清除远处转移灶或循环的肿瘤细胞。2015年,Golden 等人发表了他们的一项长期临床研究结果。他们对 41 名入组的肿瘤转移病人进行了分割放疗和粒细胞-巨噬细胞集落刺激因子联合处理,以肿瘤直径降低 30% 为标准,有 27% 的病人出现了远端效应,并且这些病人的生存期也延长了。目前亟须明确这些患者出现远端效应的机制,因为只有理解其发生机制,才有可能预测能发生远端效应的患者或选择进行联合处理后能发生远端效应从而获益的患者。对已发生转移的肿瘤目前并无有效治疗手段,远端效应作为一种全身性的系统反应可能在肿瘤治疗中发挥重要作用。

尽管目前对远端效应机制的理解还不够深入和全面,然而免疫原性死亡和损伤相关分子的释放被认为在远端效应的发生中发挥着非常重要的作用。这些损伤相关分子包括高迁移率族蛋白 1(HMGB1)和钙网蛋白等。HMGB1 可通过刺激其他免疫成分产生细胞因子来维持炎性环境,而钙网蛋白有利于树突状细胞提呈抗原并激活杀伤性 T 细胞。另外,固有免疫可能也与 DNA 损伤应答通路有关。例如,同源重组修复关键蛋白 RAD51 缺陷会导致受照细胞胞质内出现较高水平的 DNA 片段,从而激活 STING 通路,进而造成炎性环境。高 LET 辐射导致的复杂 DNA 损伤可能产生更多的胞质内 DNA 片段。于是这就提出了一个 DNA 损伤、射线的 LET 和免疫／炎性反应之间相互关联的问题。回答该问题有助于我们进一步理解远端效应的发生机制,及其与射线品质的关系,探索碳离子治疗在远端效应方面的应用价值。

Ebner 等人最先报道了采用碳离子治疗结直肠癌复发患者引发远端效应的两个临床病例。第一个患者肿瘤复发时,其左腹中的肿瘤达 35mm,同时右边一个 15mm 的肿瘤已侵犯右侧髂总动脉。由于右边的肿瘤靠近小肠,无法接受放疗,所以放疗只照射了左边的肿瘤。在 28 天内分 16 次给予总剂量 73.6Gy(RBE)的照射。完成放疗 1 个月后,PET-CT 检查发现受照的左侧肿瘤和未受照的右侧肿瘤都显著缩小,代谢也降低了。尽管这名患者在放疗后 46 个月死于骨髓增生异常综合征,但其右侧未直接受照的肿瘤并未复发或增大。第二名患者(85 岁)在接受了右半结肠切除术后不到一年肿瘤复发,在腹主动脉附近的淋巴结中出现了一个 45mm 的肿瘤,另外在纵隔和右锁骨下还有一个 10mm 的肿瘤。于是对这名患者主动脉淋巴结中的肿瘤进行了碳离子治疗,21 天内给予总剂量 50.4Gy(RBE)、分割照射 12 次。治疗结束后影像学检查发现,受照淋巴结中的肿瘤和未受照的右锁骨下的肿瘤都显著缩小,纵隔淋巴结稳定。这名患者未接受其他治疗。截至研究者发文时,这名患者已无进展存活了 92 个月。

虽然目前还没有足够的临床结果显示联合免疫治疗和碳离子放疗可以增加远端效应的发生率并提高疗效,但是有实验研究采用小鼠模型探索了碳离子治疗和免疫治疗联合对远端效应的影响。一项有关鼠骨肉瘤的研究发现,联合单侧肿瘤照射和 PD-L1 抗体／CTLA-4 抗体组中 64% 的小鼠未受照肿瘤组织表现出完全反应,生存期显著延长,而单纯使用抗体组未受照肿瘤的完全反应率只有 20%。并且,联合治疗组出现了显著的免疫细胞激活,在受照肿瘤中 $CD8^+$/GzmB+ 肿瘤浸润淋巴细胞(TILs)增加,而在未受照肿瘤中 $CD8^+$/GzmB+ 和 $CD4^+$TILs 都有增加。消耗 $CD8^+$ 淋巴细胞则降低联合治疗组和单纯抗体组中未受照肿瘤的生长抑制,说明 $CD8^+$T 细胞在远端效应发生中的重要性。这些小鼠模型研究证明,碳离子治疗可以增强免疫治疗的抗肿瘤疗效,且联合治疗也提高了远端效应的发生率。

远端效应的发生给临床放疗科医生和相关科研人员提出一个问题:放疗是否应该以更精细的方式进行? 理想的放疗不仅要实现给予肿瘤组织最高剂量的同时最大限度地降低正常组织毒性的传统目标,还应该能够激活免疫反应并加以调控以更有效地杀灭肿瘤。

总之,非靶效应的影响因素众多,既包括物理因素如照射剂量、剂量率和射线品质等,又包括生物因素如年龄、性别、遗传背景、表观遗传学表达谱等。这些物理因素和生物因素通过 DNA 损伤、氧化应激、炎症反应和表观遗传学变化等过程及其形成的反馈环路产生相互作用。深入理解这些过程及其相互之间的关联能为临床放疗和辐射防护提供重要帮助。然而尽管已有三十多年的研究,我们对非靶效应的认识仍不全面和清晰,尤其是对于碳离子辐射诱导的非靶效应,研究还相对有限。在碳离子肿瘤放疗设施日益普及的同时,需要加强这方面的研究,以便提供足够的信息让我们能更好地利用非靶效应来进一步提高碳离子放疗的安全性和有效性。

（刘宁昂　李　明　杨红英　杨　巍　畅　磊　胡文涛　俞家华　裴海龙　裴炜炜）

第三章

质子碳离子治疗肿瘤的医学物理基础

第一节　质子与碳离子肿瘤的医学物理优势

带电粒子束通过水等介质时会逐渐失去能量,在最初进入介质时能量高、速度快,单位射程上损失的能量反而小;但是在其射程的末端速度低,单位射程上损失的能量大,形成能量沉积峰,即所谓的布拉格峰(Bragg peak)。布拉格峰以威廉·亨利·布拉格(William Henry Bragg)的名字命名,他于 1904 年首次发现了这种现象。1946 年,物理学家罗伯特·威尔逊(Robert Wilson)提出,质子的布拉格峰对癌症治疗可能是有利的。与常规肿瘤放疗采用的光子和电子相比,质子和碳离子束在进入患者体内时具有非常低的入射剂量。可以选择束流的能量,以便将布拉格峰准确定位于肿瘤部位,从而将大部分能量或治疗剂量准确递送至肿瘤靶区。在大于肿瘤深度处,质子基本没有出口剂量,碳离子没有很高的出口剂量。图 3-1 比较了高能光子、质子和碳离子束的深度剂量曲线。在此图中,使用光子治疗 17cm 深度的肿瘤将导致入射剂量比肿瘤剂量高约 2 倍,而质子和碳离子的入射剂量只有肿瘤剂量的 20%~25%。

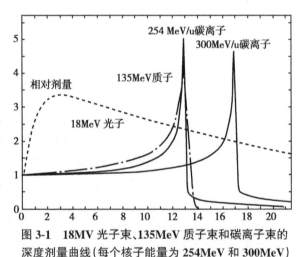

图 3-1　18MV 光子束、135MeV 质子束和碳离子束的深度剂量曲线(每个核子能量为 254MeV 和 300MeV)

带电粒子在给定介质中的能量损失用其阻止本领值 S 或阻止本领与介质质量密度之比 S/ρ 表示。具有较高能量的质子具有非常低的质量阻止本领值,而具有较低能量的质子具有非常高的质量阻止本领值。粒子束递送的剂量与束流通量和介质的阻止本领值的乘积成正比。当具有高能量束流进入介质时,由于粒子的阻止本领值很小,因此递送的剂量很少。随着穿过介质时与介质发生相互作用,粒子不断失去能量,并相应地逐渐增加其阻止本领值,直到粒子的平均能量降低到约小于50MeV时,此时递送的剂量由于阻止本领值快速增加而急剧增加。由此形成布拉格峰(图3-2)。

临床放疗使用的粒子加速器,例如同步加速器或回旋加速器,会产生小直径且近似圆形的质子或碳离子束流,称为笔形束。当这样的束流进入患者体内时,束流能量逐渐减小,并且其直径由于横向散射而逐渐扩大。粒子束流在水中或组织中的横向扩展速率随深度的变化而变化,其变化方式类似于布拉格峰:束流进入患者体内后,在较高能量下,扩展较慢,然后随着其到达布拉格峰而显著增大。图3-3显示了测得的质子笔形束在水中的扩展。在笔形束的布拉格峰深度处,横向剖面曲线的半峰宽(FWHM)可以是它们在空气中值的一倍以上。

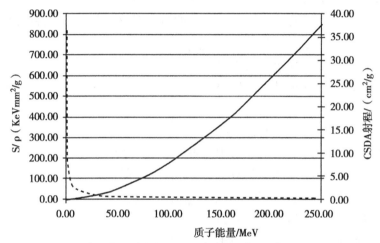

图3-2 质子的质量阻止本领力(左,虚线)和射程(右,实线)作为粒子能量的函数曲线

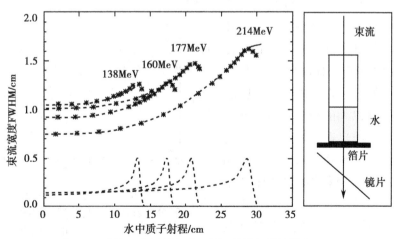

图3-3 由CCD成像系统测量(*星形符号)的初始能量为138~214MeV的质子笔形束在水中的加宽

对于具有三维形状和体积的肿瘤,图 3-1 中所示的质子和碳离子的峰值剂量不足以直接用于临床治疗,而需要用多个布拉格峰构造成在深度与横向与靶区充分适形 3D 处方剂量的体积。在深度方向上,可以通过对多个不同能量的束流布拉格峰的叠加求和来获得剂量沉积曲线,例如获得文末彩图 3-4 所示的展宽布拉格峰 SOBP,通常用于传统的被动散射治疗。随着调强质子治疗(intensity modulated proton therapy,IMPT)的发展,每个布拉格峰递送的剂量可以根据所需的肿瘤内外剂量分布作出调整,以便在深度剂量曲线中获得非平坦高剂量区域。

在治疗照野的横向方向上,可通过将给定能量的笔形束横向移动到预定位置,并在与该能量对应的深度处的每个位置递送处方剂量,以获得连续的剂量分布。束流移动的模式可以是逐步的(点扫描);或可以连续移动进行连续扫描。每个点处或在束流移动中递送的剂量可以改变,以在整个治疗照野上获得所需的横向剂量分布。这样将束流扫描到束流能量或能量层的所有期望位置,然后改变束流能量以扫描下一个,通常是近端的能量层。因此,整个 3D 剂量分布是通过堆叠所有能量层的 2D 剂量模式构建的。图 3-5 显示了使用一个给定能量进行点扫描治疗的横向剂量分布。这个剂量分布中的束斑可以使用相同的剂量,得到的复合剂量分布(虚线)具有狭窄的平坦顶部;也可以通过优化束斑使用的剂量来扩展这个平顶区域,例如,使其具有非平顶但半影锐化的剂量分布曲线(实线),以保护位于治疗照野外围的危及器官。

初期的粒子肿瘤放射治疗技术是采用所谓的“被动散射”技术进行的。该技术使用机械“散射体”来扩展从加速器传送到治疗室的笔形束的横向尺寸,并使用以铜合金或其他适当的高 Z 金属“孔径”以去除治疗靶区以外的较低剂量。深度方向剂量分布曲线也通过使用逐步改变入射束流能量的机械系统来实现。被动散射已被基于笔形束扫描的 IMPT 技术所取代,临床医生现在能够充分利用束流在肿瘤中定位的物理优势,同时保持并改进了调强放疗 IMRT 技术的优势,可以使处方剂量对靶区适形,同时保护附近的危及器官(见图 3-5,文末彩图 3-6)。

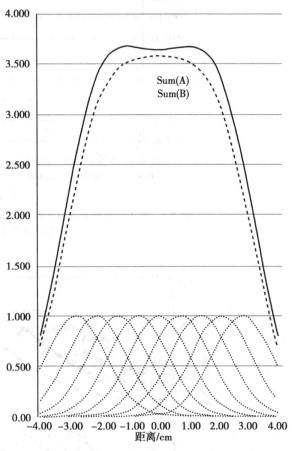

图 3-5 通对多个以固定或可变的束斑间距离(束斑间距)分布的笔形束剂量求和获得横向剂量分布

A. 对以固定束斑间距分布,相等权重的笔形束(虚线)的剂量总和;B. 增加边缘附近束斑的权重因子,以得到更锐化的半影,尽管这会导致剂量分布的平坦度下降到可接受的程度。

总之,与现有技术的光子放射治疗照射技术相比,离子放疗可以控制带电粒子束停止在患者体内的所需位置,具有低入射剂量,并且获得更锐化的射束半影。这个技术兼具高度可调节的剂量递送模式的优势,因而被认为是一种目前最先进的物理放射治疗照射技术。离子治疗的优势正在不断地在患者剂量分布和临床结果中进行评估。图 3-6 显示了鼻咽癌患者的 IMRT 和 IMPT 剂量分布的比较。图中右列显示 IMRT 将更多的额外剂量输送到口腔和前颈中部区域等正常组织,这为解释 IMRT 患者胃造口术的发生率增加提供了证据。在 10 名 IMPT 患者中有 2 名在放疗过程中需要进行胃造口术,而 20 名 IMRT 患者中的 13 名在放疗过程中需要这个手术。这显著证明了质子碳离子治疗相对于当前最先进的光子治疗技术的潜在优势。

第二节　质子和碳离子肿瘤治疗技术的治疗计划系统

一、质子碳离子肿瘤治疗计划的剂量算法

治疗计划的基本功能是计算离子束流在人体组织中的剂量分布。原则上,每个笔形束递送的剂量是单独计算的。然后使用叠加原理获得扫描光束治疗照野中所有笔形束递送剂量的总和,得到该照野递送的总剂量。用于此任务的算法从本质上可以分为两类:解析算法与蒙特卡洛算法。

解析算法使用解析函数对人体组织中离子束的剂量递送进行建模,包括初级粒子的吸收和散射以及次级粒子的产生和传递。Schaffner 描述了一种早期适用于动态递送扫描质子笔形束的算法,该算法通常用于所有扫描束剂量计算中。特别令人感兴趣的是使用“积分深度剂量”(integral depth dose,IDD)概念,该概念是扫描光束剂量计算所独有的,它表达笔形束在垂直于光束轴的整个平面上传递的总剂量。每个平面中的剂量分布或束斑剖面分布,可建模为以笔形束中轴为中心的高斯分布。每个剂量计算点处递送的剂量就是 IDD 乘以计算点处的高斯函数值的结果,深度和离束流轴横向距离的计算中包括了对组织异质性的校正。尽管已对组织异质性进行了校正,但解析剂量算法仍然面临着挑战,即如何在严重异质性组织(例如头颈部区域中的组织 - 空气界面)或低密度组织(例如肺)中准确计算束流射程和横向散射。

商业治疗计划系统中现已提供使用蒙特卡洛剂量计算算法的粒子治疗剂量计算。虽然蒙特卡洛算法如 Geant4(www.geant4.org)、FLUKA(www.fluka.org)中离子传输和剂量计算代码长期以来一直用于研究目的,但它们的速度太慢而无法满足临床离子治疗计划制定的需求。因此,商业治疗计划系统开发了具有简化的离子传输功能的专用蒙特卡洛代码,并将其用于临床离子疗法治疗计划系统。尽管进行了简化,这些治疗计划系统中的蒙特卡洛代码已被证明能够快速高精度地完成复杂的粒子治疗计划系统的剂量计算,精度值远高于解析算法所能达到的水平。现在治疗计划系统还可以使用基于 GPU 的蒙特卡洛剂量计算引擎,该引擎提供快速准确的剂量计算以及迭代优化,以容许最终全面探索离子疗法的潜力。

文末彩图 3-7 显示了解析算法计算出的剂量分布与 Monte Carlo 计算结果的对比。解析剂量计算算法高估了靶区剂量覆盖和剂量分布的均匀性,在危及器官剂量方面与 Monte Carlo 算法略有不同。

二、离子放疗的不确定性及自适应计划

尽管质子碳离子肿瘤治疗技术具有出色的物理学优势,包括其束流可在准确定位并停留于组织中的能力与传统光子技术相比具有更锐化的半影等,然而,它对整个患者治疗过程中的各种不确定性也更加敏感。美国医学物理学家协会(AAPM)发表了一份综合报告,其中对轻离子治疗的物理不确定性进行了详尽的分析。从根本上讲,粒子治疗的物理不确定性可以分为两类:影响束流在患者体内射程的不确定性,或称为射程不确定性;以及那些会影响束流在患者体内横向定位的不确定性,或称为横向对准不确定性。后者在其起源机制和剂量学效应方面,都可与最先进的基于光子的放射治疗机相比。例如,在整个治疗过程中的横向靶区定位的不确定性,包括从模拟成像、靶区勾画、计划制订,到图像引导的离子疗法治疗照射日常摆位的误差。由于离子治疗系统旋转机架和患者定位系统通常比光子治疗系统大得多且更复杂,如果不加以控制,这种对准不确定性的影响会导致更大的束流对准误差。因此,治疗团队必须仔细研究整个粒子治疗的照射过程,以确保在每个横向对准误差的起源处都能很好地进行抑制,并且将此类错误的累积影响控制在临床阈值范围内。

束流在患者体内相对于期望深度的停止点是粒子疗法独有的,因为束流可在患者体内停止,而不是像 X 射线一样穿透患者机体。在给定患者的整个治疗过程中,部分不确定性是系统性的或始终存在的;其他则是随机的,可能会根据患者治疗中的每日变化而变化。表示 CT 图像像素亮度的 CT Hounsfield 单位(HU)数值到粒子束的相对线性阻止本领(RLSP)值的转换是系统性射程不确定性的主要来源。此类转换曲线的建立通常通过为包含各种组织等效材料栓塞的测试体模完成 CT 扫描,然后绘制这些栓塞的 HU 值相对于从其化学组成计算出的 RLSP 值的曲线。使用 Schneider 等人提出的"化学计量方法"(stoichiometric method)可以进行从这些组织等效材料到人体组织的转换。尽管操作员尽了最大努力,但在使用此类转换曲线来计算患者体内粒子束的范围时仍存在不确定性。Moyers 在美国 10 家质子治疗机构中对 14 台 CT 扫描仪进行了 CT HU-RLSP 转换曲线的测量,使用标准体模进行比较,这是美国国家癌症研究所的一项工作(见文末彩图 3-8)。在 250~2 500CT 数值范围内,其中 1 000Hu 是水,不同机构的转换曲线之间存在高达 10% 的差异。曲线的下端和上端存在很大差异但在临床图像中影响有限。双能 CT(DECT)可用于减少 CT HU-RLSP 转换的不确定性。

系统性射程不确定性的其他来源包括所有患者固定装置如治疗床板的水当量厚度(water equivalent thickness,WET)值;束流修正装置,例如射程移位器或射程补偿器。对这些设备 WET 值的测量或计算将包含一定程度的不确定性。设计者必须仔细测量所有患者固定装置和束流修正装置的 WET 值,并在必要或可能的情况下在治疗计划系统中对其进行建模,以准确计算它们对以正面角度或倾斜角度入射的离子束流的射程缩短效应。当在 TPS 上使用单个模型描述相同设计的多件设备时,必须在用于临床患者治疗之前量化确认

它们的差异为可以接受的。

离子束在患者体内外的路径或解剖结构的潜在每日变化是随机射程不确定性的一个常见来源。这样的解剖结构包括肠、胃和膀胱,它们在治疗时可能会随机改变体积或内含物。每日患者摆位错误通常在光子放疗中被认为只是侧向不确定性,但在离子放疗中可能导致束流与患者内部解剖结构或患者相对于固定装置的对准变化。用于离子治疗的图像引导应能够对此类潜在变化进行治疗前监测,以便可以采取适当的纠正措施,包括取消当天的治疗。这些措施可以包括对患者的重新模拟和重新计划或自适应治疗。对于肿瘤在治疗过程中缩小或改变密度/大小的情况,也需要使用自适应治疗。目前自适应治疗是通过定期在治疗位置重新获取患者 CT 图像并在新的 CT 图像上执行治疗计划的剂量验证计算来离线执行。如果剂量验证计算结果不可接受,则创建并使用新的治疗计划。在线实时自适应治疗的实施是一个活跃的研究领域。

如果器官运动导致靶区 WET 发生变化,则在束流路径内周期性移动的靶区和器官可能同时产生横向束流对准不确定性与射程不确定性。束流在照射时沿扫描轴移动,沿路径向每个点传递设定的剂量,然后继续移动到下一个点;同时束流路径中的肿瘤或器官也以不同的速度,轨迹和幅度移动。在不考虑这些器官运动的情况下制订的治疗计划中显示的剂量分布不能很好地代表了患者实际接受的治疗,这就是所谓的运动相互作用效果。Kubiak 提供了针对移动目标的离子放疗的综述,包括对此类肿瘤的监测和治疗。光子放射治疗中常用的运动抑制技术,包括使用内部靶区体积(internal target volume,ITV)、屏气、对患者 4DCT 图像集的特定呼吸阶段进行束流门控等经过改进后也适用于 IMPT。此外,重复扫描能量层(能量层重扫)或整个靶区体积(体积重扫)是笔形束扫描技术独有的运动抑制工具。Chang 等建议重建 4D 动态剂量,该方法是对患者呼吸周期的 10 个相面中的每个相面传递给目标的斑点进行分类并计算其剂量,然后使用柔性配准将各时相中靶区及危及器官所接收的剂量求和。该技术允许评估和选择针对每个患者的治疗计划的最佳运动抑制策略,并在与整个照射野的点扫描时间序列和患者呼吸模式的治疗系统日志文件结合使用时,可以用于累计患者治疗全程的实际照射剂量。预计制造商将在不久的将来将此类工具纳入治疗计划和治疗系统中,但目前用于这些目的的 4D 动态剂量计算的临床实施案例数有限。

相对生物效应(RBE)的不确定性仍然是一个活跃的研究主题。质子疗法长期以来一直使用 1.1 的恒定 RBE 值进行临床治疗,尽管有人建议,在 Bragg 峰区域,其 LET 值较高,RBE 值至少高 15%,在远端跌落区可能显著更高。Paganetti 等对这些不确定性进行了全面综述,并就其临床抑制策略提出了建议,但还需要开展研究以提高对这些不确定性的了解和建模。降低关键器官中剂量平均 LET 以减少高 RBE 对这些器官的潜在负面影响的质子治疗计划优化可能是直接优化 RBE 的一个替代方法。

三、离子放疗治疗计划的鲁棒优化和鲁棒性评估

从理论上讲,上述所有物理学、生物学和临床不确定因素都可以作为方案纳入治疗计划优化过程中,从而使它们对患者所接受治疗剂量的影响降到最低,这是鲁棒优化的目标。以目前在商业治疗计划系统中可用的更简单形式中,鲁棒性优化功能使操作员可以输入对

患者摆位及射程不确定性以及在多个 CT 图像集中表达的器官变化的物理扰动。对于离子疗法，通常认为对临床靶区体积（CTV）剂量覆盖范围的鲁棒性优化可代替对计划靶区体积（PTV）覆盖范围进行的优化。对于移动肿瘤的屏气治疗，在代表不同靶区位置的多个 CT 图像集上进行鲁棒性优化可以有效抑制屏气治疗中靶区位置的残余误差。

　　鲁棒性评估过程可以对给定治疗计划针对相似不确定性的鲁棒性进行评估，这是将摆位和射程误差作为扰动应用于治疗计划并评估剂量分布的过程。鲁棒性评估产生一组剂量分布及其对应的 DVH，描述了靶区剂量覆盖和危及器官剂量的最佳和最差情况。文末彩图 3-9 显示了在不使用鲁棒性优化与使用鲁棒性优化的计划之间的鲁棒性评估比较。在鲁棒性优化中，表示无扰动计划值的每条实线周围的阴影区域较窄，从而在这种情况下支持使用鲁棒性优化。

四、小结

　　粒子放疗的基本治疗过程与 X 射线放射治疗相似，但是其治疗计划受为离子治疗独有的不确定性的影响，这些不确定性可能会显著干扰并恶化所输送的剂量分布。目前已经开发出了对这些不确定性特定的工具来改进和评估质子碳离子肿瘤治疗计划。尽管这些工具已成功应用于临床离子治疗，但仍不足以全面描绘和减轻临床、生物学和物理学不确定性的所有来源。这些领域的进一步研究与开发正在进行中。

（李左峰）

第四章

质子碳离子加速器技术

第一节　带电粒子在电磁场中的运动

一、带电粒子在电磁场中的受力

处于电磁场中的带电粒子受到电磁场力的作用,并根据电磁场的构型,即受力的变化情况,改变自己的运动状态。带电粒子在电磁场中的受力由公式(4-1)决定。

$$F=qE+qV \times B \tag{4-1}$$

其中 E 是电场强度矢量,V 是粒子运动速度,B 是磁感应强度矢量。

由上式可以看出,磁场对粒子的作用与粒子运动的方向和大小相关,且垂直于粒子运动方向,因而磁场不改变粒子运动速度的大小,只改变其运动方向,也就不会对粒子产生加速作用。不同于磁场,电场力的方向与粒子运动状态没有关系,因而既能改变粒子的运动方向,也能改变粒子速度的大小,从而产生加速作用。

二、带电粒子在电磁场中运动

由带电粒子的受力公式,可以知道带电粒子在电磁场中的运动方程为式(4-2)。

$$\frac{d(mv)}{dt}=qE+qV \times B \tag{4-2}$$

理论上,由式(4-2)可以计算单个带电粒子在任何电磁场中的运动。

大量带电粒子的定向移动形成束流。加速器及其束流传输线的作用对象是作为整体的大量带电粒子形成的束流。电磁场对单个粒子的作用是改变其运动状态,而其对大量带电粒子的作用,构成了加速器及其束流传输线的动力学基础。在加速器中,电磁场不仅要提供粒子加速的动力,还要保证粒子得到持续的加速,同时要保证作为束流的整体性。

一般来说,存在两种束流状态,即连续束和脉冲束。在束流中,并不是每个粒子都有相同的运动速度,束流的运动速度是大量粒子的平均速度,称为纵向运动。每个粒子除了有束流方向的运动外,在垂直于束流方向的平面内也有运动,称为横向运动。横向运动的存在使得束流中粒子有脱离束流的危险。如果对横向运动不加以限制,作为整体的束流将不复存在。加速器及其束流传输线的一个重要任务就是限制横向运动,也就是要横向聚焦。粒子在纵向的速度不完全相同,使得部分粒子脱离束流,对此运动的限制就是束流的纵向聚焦。

为了横向聚焦,需要给粒子施加横向的力。一般来说,这个力可以由电场或磁场提供,但是电场和磁场提供聚焦力的能力不同。如果让一个粒子受相同的电场力和磁场力,根据式 4-1,电场和磁场有式(4-3)的关系

$$E=vB \tag{4-3}$$

由此,对于同等的磁场力,随着粒子速度的增加,需要的电场强度增大。同样是 1T 磁场产生的力,在速度为 1m/s 时,需要的电场强度为 1V/m,而在速度为 1 000m/s 时,需要的电场强度为 1kV/m。当粒子的速度达到 105m/s 时,电场强度就要达到 100kV/m。对于 1T 的磁场,现代技术很容易实现,而对于 100kV/m 甚至更高的电场,技术上实现起来就有很大的难度或经济性较差。所以,作为聚焦的元件,电元件一般用于低速情况,磁元件可以通用。

第二节　粒子加速器

一、高压加速器

一个带正电荷 q 的粒子经过一个电位差为 V 的电场,在运动中没有能量损失的情况下,带电粒子获得能量而得到加速,其增加的动能如式(4-4)所示

$$\Delta W=qV \tag{4-4}$$

高压加速器就是利用这一原理来加速带电粒子的。高压加速器一般由高压电源、加速管、离子源或电子枪、高压电极、绝缘支柱和其他附属设备所组成(图 4-1)。高压电源将高电压施加于高压电极上,高压电极由绝缘支柱支撑。加速管一端与高压电极相连,另一端处于地电位。离子源或电子枪将被加速粒子射入加速管。这些粒子由加速电场加速到加速管的另一端而获得能量。加速管中的真空度一般在 10^{-4}Pa 或更高,以减少被加速粒子与气体分子碰撞所造成的能量损失、散射和电荷交换现象。这些现象都会造成被加速束流的损失。高压加速器按高压电源的类型的不同可分为倍压加速器、静电加速器、高频高压加速器、绝缘磁芯变压器型加速器和强脉冲加速器等类型。许多高压加速器加速粒子时,高压电极只被利用一次,这样的高压加速器是单极加速器,它们的离子源或电子枪装在高压电极里。

如果让粒子多次通过加速电场,就有可能得到更高的能量。为此人们设计了串列加速器。在这种加速器中,高压电极具有正高压,位于地电位的离子源产生负离子。负离子被电场加速到高压电极后,经过一个固体薄膜或一段低压气体(称为电子剥离器),被剥除掉若干个电子而转变为正离子。正离子可再次被同一电场加速。负离子的稳定电荷数通常为 1,若正离子的电荷数是 q,高压电极的端电压是 V,则粒子通过串列加速而增加的动能如式(4-5)所示

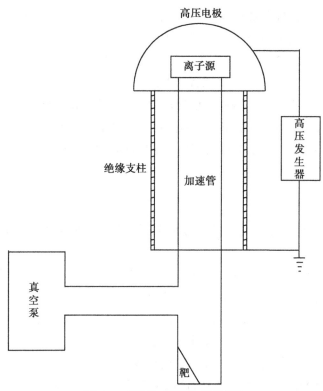

图 4-1　高压加速器组成示意图

$$\Delta W = (1+q)V \qquad (4\text{-}5)$$

显然,串列加速器只能加速离子,不能加速电子。

二、直线加速器

谐振加速的方法是在 1924 年提出来的,1928 年魏德罗埃根据这个原理建成了第一个直线谐振加速器。图 4-2 是早期直线加速器的工作原理图,沿直线排列的一系列金属筒状电极(又称漂移管),奇数电极和偶数电极分别连接在高频电源的两个输出端上。假设被加速的粒子带正电荷,当它走出第一个漂移管时,第一个漂移管恰好处于正电势,而第二个漂移管处于负电势,粒子受到加速。动能的增加如式(4-6)所示

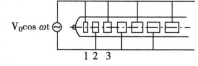

图 4-2　早期直线加速器示意图

$$\Delta w = qV\cos\varphi \qquad (4\text{-}6)$$

式中 q 为粒子所带电荷量,V 为加速电压的幅值,φ 是粒子通过加速间隙中心时加速电压的相位角。

漂移管是金属制成的,在它的里边没有电场存在,所以粒子在通过第二个漂移管时,既不受加速作用,也不受减速作用,能量保持不变。如果第二个漂移管的长度这样选择,使得粒子通过它的时间恰好是加速电压半周期的奇数倍。那么当粒子走出第二个漂移管时,第二个漂移管和其他偶数漂移管已经处于正电势,而第三个漂移管和其他奇数漂移管则处于负电势,粒子又得到加速。假如所有漂移管的长度都满足前面说的条件,及粒子通过各

个漂移管所花的时间,恰好是加速电压半周期的奇数倍。那么,通过第一个加速间隙时受到加速的粒子,当它通过其他间隙时,也会受到加速作用。并且每次加速其动能增加量都一样如式 4-6 所示。如果共有 N 个加速间隙,粒子动能的增加便如式(4-7)所示

$$\Sigma \Delta w = NqV\cos\phi \tag{4-7}$$

从理论上讲,N 可以很大。因此在谐振加速器里,利用很低的加速电压 V,便能把粒子加速到极高的能量,粒子最终的能量并不由高频加速电压的大小决定。

采用这种加速方法时,粒子的运动和加速电压随时间变化的情况要保持一定的关系,即如式(4-8)所示

$$\frac{L_N}{v_N} = k\frac{T_{rf}}{2} \tag{4-8}$$

L_N 是第 N 个漂移管的长度,V_N 时粒子在第 N 个漂移管中的速度,k 是一个奇数,T_{rf} 是加速电压的周期。

现代直线加速器采用射频电场加速粒子,其射频电场可分驻波场和行波场两种,离子直线加速器通常采用驻波场,而电子直线加速器早期多数采用的是行波场。后来发展起来的边耦合等双周期结构,采用的则是驻波场。由于驻波场可以分解为方向相反的两列行波场的叠加,因此驻波加速也可以用行波加速的方法处理。直线加速器所用的行波与驻波加速结构,是满足一定条件的波导与谐振腔。现代直线加速器与早期的一个重要区别是可以在几十、几百甚至几千 MHz 的频率下工作,这比早期的波长短得多。

射频四极场(radio frequency quadruples,RFQ)加速器结构是一种利用高频四极电场同时实现横向聚焦及纵向加速的新型加速结构。由于电场的库仑力与带电粒子的速度无关,这使它特别适合于加速能量低于 1~2MeV/u 的低能离子,而且可直接在离子源后使用。图 4-3 是一种四翼型 RFQ 腔的结构。

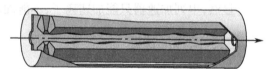

图 4-3 RFQ 直线加速器结构

三、回旋加速器

(一)经典回旋加速器

1930 年劳伦斯在直线谐振加速原理的启发下,提出了建造回旋加速器的建议。并在 1931 年建成了世界上首台回旋加速器。最早发展的回旋加速器称为经典回旋加速器。加速器由两个圆柱形磁极(N、S)、真空室、处于真空室的两个中空的半圆形金属电极(D1、D2)组成。D 形电极联接在高频电源的输出端上,高频电源工作时,两个 D 形电极之间的间隙上就有高频电场产生。离子源安放在真空室中心的加速间隙间。粒子从离子源发射出来,在高频电场的作用下得到加速。D 形电极里没有高频电场,所以粒子进入 D 形电极以后,就不再受到加速(图 4-4)。

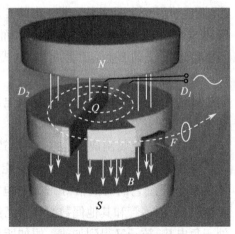

图 4-4 回旋加速器原理图

两个磁极之间形成大致均匀的主导磁场,主导磁场沿半径略有下降。主导磁场的作用有二。其一,引导粒子沿圆轨道运动,并在适当的时刻多次通过两个 D 形电极的间隙,从而受到电场的多次加速;其二,对粒子进行横向聚焦。在轴对称磁场中,具有一定速度的带电粒子如果沿一定半径的圆周的切线方向运动,则其运动轨迹为该圆周,该圆周的半径由式(4-9)决定

$$r = \frac{mv}{qB} \tag{4-9}$$

粒子在此圆周上运动的周期(回旋周期)为式(4-10)所示

$$T_c = \frac{2\pi m}{qB} \tag{4-10}$$

由式(4-10)可以看出,在均匀磁场中,粒子的运动周期不变。选择合适的磁场强度和 D 电极电源的高频周期,使满足式(4-11)

$$T_c = kT_{rf} \tag{4-11}$$

其中 k 为一个奇整数,T_{rf} 是高频电场周期,这种关系为谐振关系。这样便保证了粒子进入加速间隙时,高频相位一直保持在确定的值,粒子得到持续的加速。

磁场沿半径略微地下降,保证了束流的横向聚焦。通常用横向聚焦频率表示横向聚焦的强弱。在经典回旋加速器中,把半径方向的运动称径向运动,把沿磁场方向的运动称轴向运动。在两个方向的聚焦频率分别为式(4-12)和式(4-13)所示

$$v_r = \sqrt{1-n} \tag{4-12}$$

$$v_z = \sqrt{n} \tag{4-13}$$

其中 n 为磁场降落指数,其定义如式(4-14)

$$n = -\frac{r}{B}\frac{\partial B}{\partial r} \tag{4-14}$$

由式,为了横向聚焦,磁场沿半径要有下降,但不能下降得太多。

(二) 同步回旋加速器

在经典回旋加速器中,为了保证粒子的轴向聚焦,磁场沿半径下降。同时由于相对论效应,粒子的质量随着不断加速(运动半径增大)而增大,由式可以看出,粒子的回旋周期不断增大,从而不能于高频周期保持简单的整数关系,粒子进入加速间隙的相位不断变化(滑向),加速到一定能量后,粒子就进入了减速过程,粒子的能量不再提高。为了进一步提高加速器的能量,有两种解决方案,第一,同步回旋加速器;第二,等时性回旋加速器。

同步回旋加速器又称稳相加速器、调谐加速器。在经典回旋加速器中,随着粒子能量的增加,其回旋周期不断增大,从而破坏了谐振关系,为了继续保持谐振关系,一个做法是让高频电源的周期随粒子能量的增加而增大。

同步回旋加速器能产生数百兆电子伏的质子。目前世界上建成的同步回旋加速器有十几台,主要在二十世纪五六十年代建成。后来就很少有建造此类加速器的案例,直到近年,随着加速器在粒子治疗方面的应用,有一些企业又建造了同步回旋加速器。

(三) 等时性回旋加速器

等时性回旋加速器中,磁场沿半径增大,使得粒子的回旋周期不变(等时性),从而保证

了谐振条件。由式(4-15)可以推导等时性回旋加速器中磁场强度沿半径的变化

$$B(r)=B_c\cdot\gamma=B_c\cdot\frac{1}{\sqrt{1-\frac{4\pi^2f_{rf}^2r^2}{c^2}}} \tag{4-15}$$

磁场沿半径的增加保证了谐振条件,但是却破坏了粒子的轴向聚焦。为了同时保证谐振条件和轴向聚焦,1938年托马斯建议,磁场沿方位角调变,以保证轴向聚焦。托马斯提出等时性回旋加速器的建议以后,限于当时的条件,没有能立即实现。后来加速器技术的发展和对强流加速器的迫切需要,才得以实现。同时,由于强聚焦原理的发现,又有人提出了其他类型的等时性回旋加速器的建议。如螺旋线型回旋加速器和分离扇型回旋加速器。

(四) 同步加速器

一系列二极磁铁和四极磁铁构成同步加速器的磁聚焦结构Lattice,二极磁铁偏转束流形成闭合轨道,四极磁铁把束流约束在环形的真空管道内,射频间隙或射频腔体加速质子。质子加速过程中,回转周期持续缩短,射频频率同步增加,从而实现共振加速;磁场同步增加以保持轨道不变。

同步加速器对磁铁电源与射频频率的跟踪精度要求很高,因此电源与射频的动态工作范围不可能很大,这在客观上要求被加速带电粒子的初始能量不能太低。同步加速器大都需要一个前级加速器进行预加速,注入之后再进行主加速过程。

同步加速器周期性工作,只能提供脉冲束流。一个完整的工作周期包含了注入、加速、引出、复位四个阶段。引出束流的脉冲宽度可调,引出能量也可以调节。医用质子同步加速器外观近似为环形,直径8~10m(图4-5)。

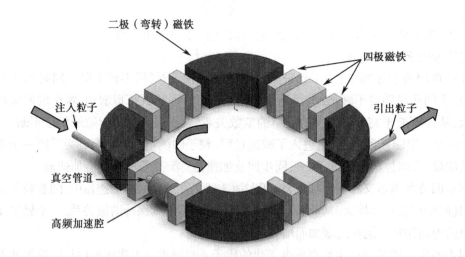

图4-5　同步加速器原理示意图

世界上第一台医用质子加速器是同步加速器,位于美国Loma Linda大学。2012年,俄罗斯为美国麻省总院提供了紧凑型同步加速器,周长仅有15m。2013年,日本也研制出周

长可与之比拟的同步加速器。但是,前者的最大能量达到330MeV,后者为220MeV。

第三节 束 流 传 输

被加速的束流要通过束流传输系统才能到达实验终端进行实验或者治疗终端进行治疗。束流传输线的主要作用有束流的引导、束流的聚焦、束流的调制。对于以回旋加速器为主的粒子治疗装置,束流传输系统的一个重要作用是能量选择。

进行质子治疗时,根据肿瘤本身的深度和厚度,可选择不同能量的质子。回旋加速器只能输出固定能量的粒子,必须用一个独立的能量选择系统,能量选择系统的作用是将235MeV的质子变成70~235MeV的不同能量的质子。目前都采用质子通过介质,在介质中受阻止而降低本身速度,从而达到降能的目的。能量选择系统不仅降低质子能量,还要全面考虑质子质量相关参数的形成、控制和调节,这些参数包括,束流中心、束流截面、束流强度、束流发散度、束流能散度、束流的时间分布、束流的色散等。能量选择系统分为能量选择段、发射度控制段、束流能量控制段、束流能散度控制段和直线段入口匹配段。

二极磁铁是束流的引导元件,对束流起偏转作用。四极磁铁是束流的聚焦元件,对束流起聚焦作用。但是,这与四个磁极的安放位置相关,四极磁铁在横截面内两个方向的受力情况不同,从而在一个方向上起聚焦作用,在另一个方向上就起散焦的作用。通常把在水平方向聚焦、垂直方向散焦的四极磁铁称为F透镜,相反另一种磁铁称为D透镜,束流传输系统通过F、D透镜的组合使用达到双向聚焦的作用(图4-6)。

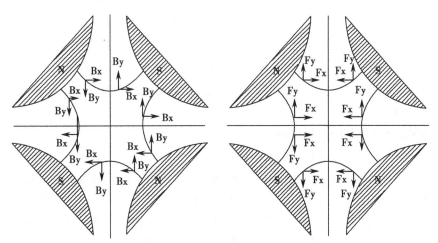

图4-6 四极透镜中的磁场分布和粒子受力

第四节　医用质子重离子加速器

粒子治疗对加速器的性能和技术参数的要求随着先进粒子治疗方法的出现和治疗精度的不断提高而相应的有更高的要求,特别是近年来扫描治疗法的不断创新,对加速器也提出了许多过去从未提过的高难度要求。世界上专用质子和重离子治疗中心,基本上采用三种不同类型的加速器:直线加速器、回旋加速器和同步加速器。

一、回旋加速器

回旋加速器的主要特点是体积小、重量重、引出能量固定不变、须用外设的能量选择器调节能量、束流是稳定连续、平均流强大、可加速质子和重离子、可用常温磁铁、也可以用超导磁铁。用于治疗的回旋加速器有等时性回旋加速器和同步回旋加速器,有常温回旋加速器和超导回旋加速器。

已建成的治疗用回旋加速器基本只加速质子。中科院近代物理研究所建成的 7MeV/u 重离子回旋加速器加速碳离子,但只用于治疗用同步加速器的注入器。这是因为,相同能量的碳离子的磁刚度要比质子的高一倍以上,同时,相同能量的碳离子在人体中的射程要比质子小,所以碳离子回旋加速器需要更高的能量,需要更大的加速器直径,对于常温回旋加速器这基本难以实现,即使采用超导技术,回旋加速器规模也相当可观。下面给出世界上现有的质子治疗用回旋加速器。

(一) C230

C230 是一台常温回旋加速器,其引出能量为 235MeV,加速器直径为 4.34m,加速器磁铁高度 2.1m,磁铁总重量 220t,全束流引出时的电压消耗 446kW。C230 的最大引出流强 300nA,最小引出流强 1nA,离子源束流的开断时间 15μs,离子源到治疗头等中心的束流传输时间为 30μs,引出束流的最大发射度(水平,2σ)5πmm.mrad,引出束流的最大发射度(垂直,2σ)2~5πmm.mrad。

(二) 250MeV 超导回旋加速器

某公司承担 PSI 的质子治疗项目扩建方案。其中有一项是研制一台 250MeV 超导回旋加速器,该公司和国际著名的美国 Michigan 州立大学国家超导回旋加速器实验室(NSCL/MSU)合作,于 2003 年建成世界第一台 250MeV 超导回旋加速器,其性能优良。超导回旋加速器和常温回旋加速器相比,有下述有点:①允许磁极间有更大的间隙,能减少束流的非线性效应,将引出效率提高到 80% 以上,减少束流损失,降低活化服饰本底。②铜的消耗小、耗电少、温升慢、从而使束流性能更加稳定。③目前采用先进闭路液氦自循环系统,使维护比常规时更简单,运行成本低。④引出束流是稳定直流型,具有高度重复性,束流强度能快速调整,在 100μs 内变化 10%,具有快速启动和截止性能,完全满足扫描的束流性能要求。⑤体积更小,外径小于 3.6m,占地少。

(三) S2C2 超导同步回旋加速器

Proteus One 系统中使用的是 S2C2 超导同步型回旋加速器,主要是为了与 AC250 加速器竞争,作为 C230 的升级款加速器,满足单室客户需求,进一步缩小体积并减小重量,其与等时性加速器的不同在于束流是升能后维持在加速器中,粒子到加速器边缘磁场下降区,运动曲率半径变大从而引出,这种方式称为被动再生引出。S2C2 的特点是离子源关断束流可以做到 15μs 关断,从离子源到病人的过渡时间只有 45μs。S2C2 由于是被动再生引出,束流时间结构不是连续束,而是 1 000Hz/7μs 脉冲束这样扫描方式就是笔形束点扫描(pencil beam spot scanning),对于扫描治疗头电离室的响应及剂量控制精度要求会大一些,该种引出方式导致流强只有 20nA 左右,剂量率就不会特别高,将来无法实现 Flash 技术,虽然设计指标 400nA 足够大,但是在该流强下剂量控制存在困难;S2C2 总重下降到 50t,比 AC250 还要轻一半,高度降到 1 600mm。

(四) S250 超导同步回旋加速器 S250

超导同步回旋加速器 S250,其概念追溯至 2004 年 Still River System Company(SRS),SRS 的医学物理学家 Ken Gall 等人分享了在麻省总医院(MGH)的 IBA-C230 系统经验,想要设计一款单室紧凑,基于极高磁场 9T 的同步型回旋加速器,装在旋转机架上围绕病人旋转。该加速器初始设计者是麻省理工 Tim Antaya,后续脱离麻省理工学院(MIT)由 SRS 独立设计,加速器命名为 S2C2。

Mevion 的 S250 和 IBA 的 S2C2 都是源自 Ken Gall 的 S2C2,设计参数基本一致,但 IBA 的 S2C2 改动更少,技术推进更快,机器于 2013 年测试基本完毕至今已经出售多台。Mevion-S250 的技术参数披露得比较少,但是从已有的和 S2C2 的数据可以知其一二。

S250 是 250MeV(之前是 254.2MeV)引出能量,8.835T 峰值磁场,8.116T 边缘引出磁场,单个加速电极,采用一次谐波加速,能散较大。由于 S250 选择了将加速器置于旋转机架上,加速器必须设计得很小,就需要非常大的平均磁场,而高磁场下的山 - 谷能提供的磁场交变梯度变化很小,由此强聚焦变成弱聚焦,就必须选择同步加速路线,和被动再生型引出。被动再生引出是利用切割器和再生器形成的引出方法,首先,8.116T 的高边缘磁场使粒子圈与圈之间重叠严重,即使使用共振进动法也无法有效增加圈距,因此利用切割器使粒子径向散焦,经过 90° 扇角后径向聚焦,由于粒子是加速的,综合效果依旧是聚焦,通过多圈重复后引出的束流为脉冲束,流强 40nA 比 S2C2 大一些,设计最大流强虽然有 100nA,但该情况下剂量学方面如等效过渡时间和漏剂量的控制比较困难;再生引出方法的在加速器的引出效率约为 10%,束流能散 1% 以内,这一点对于维护是比较大的挑战。加速器直径为 1 800 mm,高度从 1 600mm 改进到了 1 000mm,重量 25t 进一步减少到 20t,线圈采用锡钕合金,一般的超导线圈是用锑铌合金。

(五) C400

碳离子系统早期主要是德国和日本相关公司利用同步加速器实现,而瑞士公司在碳离子治疗也有布局,其 C400 加速器 2013 年就已经出束调试完毕,再次证明了瑞士公司在回旋加速器的领先地位。C400 依然是瑞士公司与俄罗斯研究所联合研发而来的超导等时性加速器,只要是荷质比 1/2 的轻离子都是可以注入的,由于质子荷质比是 1/1,需要以氢分子状态加速后引出时再剥离一个电子形成质子束,如果是带一个电荷的氢分子,与散射体或者人体的作用截面(主要是多体库仑散射)是不一样的,会影响射程分布,碳离子则利用 ECR 离子源 6 电荷态注入,最终能量 400MeV/u,引出流强 8nA,流强不算大,但是引出效率可以达到 70%;相比 C230AC250 等紧凑型回旋加速器,ECR 离子源比 PIG 源寿命更长,电离效率高,氢分子注入效率甚至接近 100%,注入束流的品质非常好,工作稳定,但成本高昂;C400 总重 700t。

二、同步加速器

同步加速器、按引出束流时间可分为快脉冲和慢脉冲周期,按聚焦方式可分为弱聚焦、强聚焦和交变梯度聚焦,其特点是环形、大直径、重量轻、束流是脉冲周期性、引出能量可变、不需要外设能量选择器、平均流强较低、可加速质子和重离子、可用常温磁铁、也可用超导磁铁。

世界上第一台医用加速器是同步加速器,是一台弱聚焦同步加速器。在 1985 年后的专用质子治疗发展前期,Loma Linda 大学的质子治疗中心和日本静冈治疗中心均选用了弱聚焦同步加速器,前者于 1990 年建成,后者于 2000 年建成,此后再未见制造弱聚焦同步加速器。

日本筑波大学质子医用放疗中心和美国 M.D.Anderson 癌症中心采用日本日立制造的慢周期强聚焦同步加速器。这是一台采用组合偏转磁铁的强聚焦同步加速器,加速器周长 23.9m,呈金刚石型,直径约 7m,环上安有 6 块组合偏转磁铁,每块偏转 60°,偏转半径 1.9m,每块都分成三段,中央段的磁场梯度知识 n=6.14,两侧的为 n=−5.185 5。采用高频扰动法进行慢引出,引出最低能量 70MeV,最高能量 250MeV。

2012 年,俄罗斯某公司为美国麻省总院提供了紧凑型同步加速器,周长仅有 15m。2013 年,日本某公司也研制出周长可与之比拟的同步加速器。但是,前者的最大能量达到 330MeV,后者仅为 220MeV。

中科院近物所利用兰州重离子加速器国家实验室的技术,在 2006 年和 2009 年先后开展了前期临床研究,2012 年正式与其控股的某公司合作开发了首台国产医用重离子加速器 HIMM(heavy ion medical machine),开创新一代的国产大型放疗设备。该装置拥有自主知识产权,主要技术特点在于:

(1)采用回旋加速器作为离子注入器,同步加速器进行离子束的加速。

(2)研发了慢引出激励的方式控制束流稳定输出。

(3)采用均匀扫描技术和点扫描技术的组合,可配备水平束、垂直束和 45° 束治疗终端。

(4)采用自主研发的碳离子治疗计划系统,融合呼吸门控系统。

该医用重离子同步加速器周长约为 56m,是目前世界上医用重离子加速器中周长最小的同步加速器系统。

三、直线加速器

早在二十世纪八十年代,不少物理实验室研制成用高频电场加速的高能质子直线加速器,中科院高能物理研究所也研制过一台 35MeV 的质子直线加速器。从原理和实践的角度,人们想用质子直线加速器做质子治疗。但是 20 多年过去了,现实用于质子治疗的质子直线加速器,仅有意大利的一台,70MeV,用于治疗眼部肿瘤。

常见的医用质子加速器主要是回旋加速器和同步加速器,此外还有固定场交变梯度加速器 FFAG、直线加速器 Linac、介质壁加速器 DWA、激光加速器等,大都处于研发阶段。

第五节　小型化质子重离子加速器

现有的医用质子和重离子加速器一次性投资大、建设期长、投资回收期长,严重制约了其推广与普及。小型化质子重离子加速器,组成部件少、占地面积小,因而投资少、设备与机房的建设期短,投资见效快,回收期短,成为医用加速器的发展趋势。

在多个治疗室系统中,加速器本身的小型化对于减小占地面积的意义并不显著。一味追求小型化,减小了尺寸未必能够减小磁铁重量或降低加速器造价以及运行成本,配套的起重机又对建筑高度提出了额外要求,有时候反而得不偿失,需要综合考虑。近几年来,单一治疗室逐步成为越来越多客户的选择。这一选择对加速器小型化真正提出了要求。

加速器小型化的一个重要手段是采用超导磁铁。超导磁铁提高了磁场强度,因而减小了离子偏转半径和加速器尺寸。Varian ProBeam SC250 超导回旋加速器、MeVion S-250 超导同步回旋加速器都是非常成功的案例。特别是 MeVion S-250 加速器外径只有 1.6m,被直接安装在旋转机架上,省去了束流输运系统。

迄今为止,超导磁铁还没有应用在医用同步加速器中。但是,ProTom 公司采用常规磁铁设计建造的 Radiance330 同步加速器,可以安装在大多数医院现有的加速器机房内,而且是投资和运营成本最低的机器。引出质子束能量最高达到 330MeV,可以用于质子成像;加速到 250MeV 足够用于治疗肿瘤。

小型化的质子重离子系统将成为未来医用加速器的主流。

（宋明涛　郝焕锋）

第五章

质子重离子肿瘤治疗技术的临床实践

放射治疗在肿瘤的局部治疗中具有重要作用,60% 以上的恶性肿瘤患者在其病程中需要接受根治、辅助或姑息性放射治疗。近年来,放射治疗技术取得了长足的进步,经历了从常规二维放疗、三维适形放疗直至调强放疗(IMRT)的技术革新,大大改善了肿瘤控制率和放射治疗相关的急性及远期毒副反应。然而,许多肿瘤(如位于头颈部、腹膜后等部位的)因发病部位毗邻诸多与机体功能密切相关的重要组织和器官,放射治疗难度仍较大。粒子束(如质子和碳离子)放射治疗作为新型的放射治疗技术,因其优良的物理学和生物学特性,在恶性肿瘤治疗中的应用日益受到重视,在多种类型肿瘤的治疗中已显示了良好的疗效。

第一节 质子重离子肿瘤治疗技术临床应用的概况

自 1946 年美国的 Robert Wilson 提出可将质子或重离子用于肿瘤治疗以来,全球已有 103 家质子重离子医疗中心。质子中心主要分布于欧美和日本;碳离子是目前最常用于肿瘤治疗的重离子,碳离子治疗中心仅分布于中国、日本、德国、意大利和奥地利。目前中国已有 5 家中心配备了医用质子重离子设备。上海市质子重离子医院(SPHIC)是中国第一家配备质子和重离子放射治疗设备(德国西门子 IONTRIS 离子治疗系统)的临床治疗和研究机构。此外,医院还配有光子调强放射治疗技术设备。根据国际粒子治疗联合协作组(PTCOG)的统计,截至 2019 年,全球已有 256 996 例患者完成了质子和 / 或重离子放射治疗,其中质子治疗 222 425 例(86.5%),重离子放射治疗 34 571 例(13.5%)。

第二节　质子重离子肿瘤治疗技术优势的临床体现

一、质子重离子物理学优势的临床体现

质子和碳离子在放射物理学特性方面相似,但与常规光子射线极为不同。光子射线入射人体后的剂量分布随入射深度呈指数型衰减,质子重离子入射人体后在路径中能量释放较少,达到肿瘤部位时骤然释放其大部分能量,形成一个尖锐的能量峰——布拉格峰,布拉格峰之后的出射路径则几乎没有有效剂量。临床上可通过调节加速的质子重离子线束的能量来精确控制布拉格峰在人体的深度,并按肿瘤的大小扩展峰的宽度,从而使高剂量区仅集中在不同深度的肿瘤部位,并控制肿瘤周围正常组织的剂量。多项剂量学比较研究显示,质子调强放射治疗(intensity modulated proton therapy,IMPT)较光子 IMRT 在多种肿瘤治疗中的靶区和正常组织的照射剂量分布上更具优势。比如,Holliday 等对比分析了 25 例口咽癌 IMPT 的剂量学优势,并匹配了接受光子 IMRT 的患者作为对比,结果发现,采用质子调强放疗的患者,其口腔前部、后部以及硬腭、食管、下颌骨的平均放射剂量均明显降低。这一临床优势在诸如食管癌、鼻咽癌等其他肿瘤的放疗剂量学对比研究中具有同样的体现。

质子重离子的上述放射物理学特征,对于需要高剂量、根治性放射治疗的肿瘤具有非常重要的意义。比如大多数头颈部肿瘤、中央型肺癌、腹膜后肿瘤(如胰腺癌)通常毗邻诸多重要组织和器官(脑干、脊髓、脑神经、纵隔、小肠、胃等),与机体的多项重要功能密切相关。有效运用质子重离子的放射物理学优势,不仅可使照射剂量集中于肿瘤部位,提高肿瘤的疗效,而且可有效限制肿瘤周围重要正常组织的照射剂量,降低治疗相关毒副反应并提高患者的生活质量。比如,Jakobi 等在 45 例头颈部鳞状细胞癌患者中,应用正常组织并发症发生率(NTCP)模型来评估质子放射的治疗获益,研究结果显示,光子调强放疗和质子调强放疗的肿瘤靶区覆盖率类似,然而质子调强放疗对于位于上部分头颈肿瘤患者的吞咽毒副反应等 NTCP 风险降低超过 10%,减少了喉部肿瘤患者急性黏膜炎的风险。

二、质子重离子生物学优势的临床体现

如第二章所述,光子与质子均属于低 LET 射线,碳离子束具有更高的 LET。质子的 RBE 略高于光子射线,约为光子的 1.05~1.13 倍。理论上,碳离子这一高 LET 射线可直接导致肿瘤细胞的 DNA 双链断裂,对各周期的细胞均更有效,且几乎不受氧浓度的影响。因此,碳离子的 RBE 更高。此外,碳离子的高 RBE 主要集中于布拉格峰区,故其高 RBE 更集中在肿瘤靶区,从而避免肿瘤周围正常组织区域的高剂量和高 RBE 照射。因此,碳离子较常规光子和质子可更有效地杀灭乏氧肿瘤细胞、肿瘤干细胞及对光子放射不敏感的肿瘤细胞,如腺样囊性癌、恶性黑色素瘤、软组织肉瘤等。此外,对光子放疗后局部复发的肿瘤,因肿瘤周

围重要危及器官可能已经受到了足量的光子照射,加上首程光子照射对残余肿瘤细胞可能造成的光子抗拒,碳离子同样有效。显然,质子重离子因其物理剂量的精确性及生物学的高效性,在肿瘤治疗方面具有无可比拟的优势。

第三节　常见恶性肿瘤质子碳离子治疗的临床结果

基于质子重离子肿瘤治疗的临床经验,目前已发表了大量的回顾性临床研究数据和结果。然而,囿于临床质子重离子治疗设备的分散及在世界各地发展的不平衡,目前缺乏设计良好的随机临床研究的结果(即高级别循证医学证据)。下面所介绍的部分较有代表性的常见恶性肿瘤的质子重离子治疗临床结果,主要基于目前已发表的回顾性或非随机前瞻性临床研究的结果。

一、放射治疗后复发头颈部肿瘤

随着影像诊断技术(如 MRI 与 PET-CT)和精确放射治疗在头颈部肿瘤的诊断、分期及治疗中的广泛应用,因肿瘤靶区勾画不准确或剂量覆盖不够而引起的复发率逐渐降低,目前头颈部肿瘤光子 IMRT 治疗后的复发,更大的可能性是因为肿瘤本身对放射不敏感所致。此外,肿瘤周围的正常组织器官在首程放射治疗中,通常已获较高剂量的照射,尤其是邻近肿瘤的正常组织。因此,局部复发的头颈部肿瘤如无法采用挽救性手术治疗而进行光子再程放疗通常疗效不佳。质子碳离子精确的物理剂量与较高的相对生物效率两大特性,使其更适用于局部复发头颈部肿瘤:首先,质子碳离子可有效地将高剂量集中在复发的肿瘤病灶,并有效降低周围正常组织的照射剂量;更重要的是,碳离子的 RBE 高,对光子抗拒的肿瘤细胞也可有效杀灭。

美国新泽西州 ProCure 质子中心的 Romesser 等评估了 2011—2014 年间 92 例放疗后复发的头颈部肿瘤接受被动散射再程质子放射治疗的临床结果,中位放射剂量为 60.6Gy,一年总生存率为 65.2%。来自 MD 安德森癌症中心的 60 例再程质子放射治疗的分析结果显示,一年局部区域无失败率和总生存率分别为 68.4% 和 83.8%;但毒副反应较大,18 例患者(30%)发生 3 度急性毒性反应,13 例患者(22%)在质子放射结束时仍需要鼻饲管。一年3 度晚期毒性反应发生率为 16.7%,需鼻饲管一年的概率为 2.0%,3 例患者死亡与治疗相关(1 例急性和 2 例晚期)。

鼻咽癌是中国常见的头颈部肿瘤,国际上缺乏局部复发鼻咽癌再程质子碳离子放射的研究结果。美国 Loma Linda 医学中心的 Lin 等于 1999 年报道了质子再程放射(59.4~70.2GyE,常规分割)治疗 16 例光子放疗后复发的鼻咽癌,大多数患者为局部中晚期。因受当时影像诊断技术所限,诊断和靶区勾画均未采用 MRI。患者完成了质子照射后,均未出现严重的中枢神经系统(CNS)毒副反应,出现黏膜坏死和骨坏死(各 1 例)的患者经治疗后均得以康复。该组患者的两年无进展生存率为 50%,而靶区完整覆盖患者的两年无进展

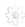

生存率高达 83%。

碳离子放射可能更具有优势。德国海德堡离子束治疗中心（HIT）的学者于 2010—2013 年收治了 52 例常规光子根治后局部复发的头颈部腺样囊性癌患者，其中绝大多为分期 T3 或 T4 期。再程放射治疗采用了单一碳离子（48 例）或碳离子加光子 IMRT 联合照射（4 例）技术，照射范围仅包括 MRI 可见的复发肿瘤病灶外加安全边界，碳离子治疗的中位剂量为 51GyE（36~74GyE）。结果显示，一年局部控制率为 70.3%，仅 8 例患者出现重度放射后期毒副反应。

上海市质子重离子医院采用碳离子再程放射了 141 例放疗后复发的头颈部肿瘤患者，中位剂量 60GyE（范围 50~69GyE，2.0~3.5GyE/ 每次），一年总生存率为 95.9%，局部无进展生存率为 84.9%，7.1% 的患者发生 3 度及以上的急性和晚期毒性，黏膜溃疡坏死 10 例，其中 4 例患者死亡。对于中国常见的鼻咽癌放疗后复发，开展了 3 项前瞻性 Ⅰ/Ⅱ 期临床研究，其中 2 项发表了研究方案，确定了碳离子再程放射复发鼻咽癌的适合剂量为 63GyE/21 次。回顾性分析了 2015 年 5 月—2017 年 8 月碳离子再程放射治疗的 75 例复发性鼻咽癌，放射总剂量为 50~66GyE（2.0~3.0GyE/ 次），一年总生存期和无局部复发生存率分别为 98.1% 和 86.6%。治疗期间无 2 度及以上急性毒性反应，重度晚期毒副反应包括黏膜坏死（9.3%）、口腔干燥（1.3%）和颞叶坏死（1.3%）等并不多见且明显少于光子放射治疗。

二、初治鼻咽癌

鼻咽癌是中国最常见的肿瘤之一，对放射及化疗敏感，光子 IMRT 与化疗综合治疗后具有较好的长期生存率，即使是局部晚期鼻咽癌，五年生存率也可高达 85%。质子重离子放射可提高患者长期生存质量，或对少部分光子放射不敏感的鼻咽癌有所获益。

Lewis 等报道了 MD Anderson 肿瘤中心采用质子射线治疗 10 例新诊断的鼻咽癌的结果，在剂量学上，质子可以降低正常组织的剂量，两年局部控制率和总生存率分别为 100% 和 88.9%。

德国的 Akbaba 等回顾性分析了 2009—2018 年采用光子联合碳离子放射治疗 26 例高危鼻咽癌的临床结果，中位总剂量为 74GyE。两年局部控制率和总体生存率分别为 95% 和 100%，五年局部控制率和总生存率预期可达到 90% 和 86%。3 度急性和慢性毒副反应的发生率分别为 20% 和 16%，无 3 度以上的毒性反应。上海市质子重离子医院 2015 年 6 月至 2018 年 6 月收治了 91 例初诊鼻咽癌，亦主要采用光子联合碳离子放射治疗。结果显示，患者的三年总生存率及肿瘤局部控制率均约达 95%。且治疗未出现 3 度或以上的严重毒副反应。

三、口咽肿瘤

放射治疗在口咽癌中具有重要的作用。剂量学和临床研究显示，质子放射治疗在降低正常组织损伤及毒副反应方面具有优势，如口干、体重减轻、胃造口管等。早在 2005 年 Slater 等即报道了一项局部晚期口咽癌采用光子联合质子放射治疗的前瞻性临床研究结果。1991—2002 年共入组了 29 例局部晚期口咽癌患者，采用加速超分割放射，在 5.5 周内分 45 次给予

75.9GyE 总剂量,其中光子放射 50.4GyE/28 次,针对原发肿瘤和颈部淋巴结进行质子同期推量放射 25.5GyE/17 次,两年和五年局部区域控制率分别为 93% 和 84%,无病生存率分别为 81% 和 65%,治疗耐受性良好,仅 3 例(11%)患者出现 3 度晚期毒性反应。

Gunn 等报道了 2011 年 3 月—2014 年 7 月在美国 MD Anderson 治疗中心治疗的 50 例 (49 例为Ⅲ/Ⅳ期)口咽鳞癌接受 IMPT 的临床结果,50% 为重度吸烟者,98% 为 HPV 阳性。急性 3 度黏膜炎和吞咽困难的发生率分别为 58% 和 24%,胃造瘘 11 例(随访中均已拔除),中位体重减轻 7%。中位随访 29 个月,3 度晚期吞咽困难的发生率为 12%,2 度及以上口干的发生率为 25%,两年总生存率和无进展生存率分别为 94.5% 和 88.6%。其后将该组 50 例患者与 100 例采用光子 IMRT 的患者进行 2∶1 匹配,两组病例在总生存期和无进展生存期差异无统计学意义,但 IMPT 较光子 IMRT 降低了治疗期间胃造瘘(危险比 HR 为 0.44,p=0.05)和治疗后 3 个月重度体重下降(危险比为 0.23,p=0.01)的风险。

2019 年中华医学会全国放射肿瘤治疗学年会上,上海市质子重离子医院回顾性分析 2015 年 10 月—2019 年 3 月治疗的 38 例术后肉眼全切的头颈部肿瘤患者,采用术后质子 (18 例,54~60GyE/27~30 次)或碳离子放射治疗(20 例,54~60GyE/18~20 次)。两年总生存率、无进展生存率和无局部区域复发生存率分别为 93.3%、87.4%、94.1%,质子组和碳离子组疗效无显著性统计学差异。急性毒副反应仅见轻中度,且质子组高于碳离子组(p=0.02)。

四、头颈部黏膜恶性黑色素瘤

原发于头颈部黏膜的恶性黑色素瘤好发于鼻窦部位,易局部复发和远处转移,且对常规光子放疗和化疗敏感性较差,故其治疗通常以手术为主。因其远处转移率高,全身治疗尤其是免疫治疗有助于提高疗效。头颈部黏膜的恶性黑色素瘤光子放射治疗后的三年局控率为 36%~61%,五年总生存率约 30%。

Zenda 等报道了来自日本的一项初步研究,14 例局限性鼻腔鼻窦黏膜恶性黑色素瘤接受了总剂量为 60GyE 的大分割(4GyE/ 次,每周 3 次)的质子放射治疗,三年局部控制率和总生存率分别为 86% 和 58%。随后Ⅱ期临床研究入组了 32 例患者,一年局部控制率为 75.8%(预期为 75%),三年总生存率为 46.1%。远处转移仍然是治疗失败的主要原因,占死亡原因的 93.3%。

碳离子因其较高的 RBE,对恶性黑色素瘤可能更具放射生物学优势。日本的碳离子放射治疗结果显示出较好的局部控制率。群马大学重离子医疗中心的一项包括 21 例头颈部黏膜恶性黑色素瘤的前瞻性观察性研究,评估了碳离子放疗联合达卡巴嗪、尼莫司汀和长春新碱(DAV 治疗)联合化疗在黏膜黑素瘤中的疗效,20 例患者接受了碳离子放射 64.0GyE/16 次,每 6 周进行 2 周期 DAV 化疗,三年总生存率和无进展生存率分别为 49.2% 和 37.0%,局部控制率为 92.3%,获得了较好的局控率,但总生存率仍不理想。NIRS 在 1994—2004 年间采用单纯碳离子(总剂量为 52.8~64GyE,分 16 次 /4 周完成)治疗了 72 例头颈部黏膜恶性黑色素瘤患者,五年局控率高达 84.1%,但五年总生存率仅 27.0%。此后,NIRS 在放疗同期使用了 DAV 方案化疗,患者的五年总生存率明显提高至 54.0%。因此,碳离子放射头颈部恶性黑色素瘤可能具较好的局部控制率,联合化疗才能提高总生存率。日本碳离子放射肿瘤学研究协作组回顾性分析了 2003 年 11 月—2014 年 12 月间在日本四家机构接受碳离子放射治疗的 260 例头颈部黏膜恶性黑色素瘤患者（$N_{0\sim1}M_0$），中位放射总剂量为 57.6GyE/16 次，129 例患者联合化疗，两年总生存率和局部控制率分别为 69.4% 和 83.9%，分别有 27 例和 7 例患者发生 3 或 4 度晚期毒副反应，无 5 度毒副反应发生。

五、头颈部骨 / 软骨、软组织肉瘤

头颈部骨 / 软骨、软组织肉瘤包括多种病理类型，其中颅底脊索瘤和软骨肉瘤的质子放射治疗疗效最早获得肯定。这种原发颅底的罕见恶性肿瘤，对光子放疗和化疗均不敏感，手术切除是最主要的治疗手段，但因肿瘤所处的解剖位置复杂且毗邻重要的正常组织，手术难以完整切除。因肿瘤的远处转移率较低，故局部辅助治疗是改善预后的关键。

颅底脊索瘤常规光子放射（总剂量 50~58Gy）后疗效不佳，五年局控率不超过 40%。采用质子或光子加质子放射技术可以使总剂量提高至 66Gy 以上，肿瘤的五年局控率可提高至 54%~73%，软骨肉瘤的疗效更可提高至 90% 以上。Munzenrider 和 Liebsch 最早报道了采用质子联合光子放射（总剂量 66~83CGE，Cobalt-Gray equivalents）治疗 519 例颅底肿瘤的疗效，颅底脊索瘤五年局部无复发生存率和总生存率分别为 73% 和 80%，软骨肉瘤则分别为 98% 和 91%。Ares 等报道了瑞士 Paul Scherrer 研究所（PSI）治疗的颅底脊索瘤（42 例）和软骨肉瘤（22 例）的结果，脊索瘤和软骨肉瘤的中位剂量分别为 73.5GyE 和 68.4GyE（1.8~2.0GyE/ 次），肿瘤的五年局控率分别为 81% 和 94%，五年总生存率则分别为 62% 和 91%。该中心近期报道的 77 例软骨肉瘤八年局控率和总生存率分别达到了 89.7% 和 93.5%。

碳离子治疗颅底脊索瘤和软骨肉瘤同样疗效显著。日本 NIRS 采用碳离子治疗了 47 例颅底脊索瘤［放射剂量 60.8GyE/（16 次·4 周）］，五年局控率达 88%。1998—2008 年德国 HIT 给予 155 例颅底脊索瘤患者中位剂量为 60Gy（20 次 /4 周）的照射后，肿瘤的五年和十年局控率分别为 72% 和 54%，患者的五年和十年总生存率则分别为 85% 和 75%。HIT 治疗的 79 例软骨肉瘤的五年和十年局控率均为 88%，五年及十年总生存率分别为 96.1% 和 78.9%。

采用现代 IMRT 技术治疗颅底脊索瘤和软骨肉瘤，因提高了照射总剂量，故疗效也可能有所提高。质子碳离子治疗颅底脊索瘤和软骨肉瘤是否优于 IMRT，或碳离子的疗效是否优于质子放疗，目前尚未明确，有待Ⅲ期随机临床研究的结果予以证实。

碳离子治疗头颈部其他软组织肉瘤也取得了较好的疗效，NIRS 报道了碳离子治疗 27 例头颈部软组织肉瘤（2 例为软骨肉瘤，无脊索瘤）的结果，1997 年 4 月—2001 年 3 月采用 57.6 或 64GyE/（16 次·4 周）的剂量治疗了 14 例头颈部软组织肉瘤，三年局部控制率和总生存率仅为 23.6% 和 42.9%；2001 年 4 月始将剂量提高 70.4GyE/（16 次·4 周），三年局部控制率和总生存率为 91.8% 和 74.1%，明显优于之前较低剂量放射组。

六、非小细胞肺癌

剂量学研究表明，相对于光子放疗，质子碳离子治疗可降低胸部各重要脏器的剂量；其

中基于笔形束扫描(PBS)技术的质子重离子束治疗较被动散射技术(PSPT)更胜一筹。在早期非小细胞肺癌(NSCLC)治疗的相关报道中,质子碳离子放射治疗多使用PSPT技术。质子放疗疗效与光子立体定向放疗相仿,三年局部控制和总生存率约80%和60%~80%;3度放射性肺炎发生率仅0~2.9%。碳离子治疗Ⅰ期周围型NSCLC的五年局部控制率和总生存率达90%~94.7%和45%~50%;单次照射48~50GyE者则高达95%和69.2%,已与手术相仿;同时未观察到≥3度的肺毒性;在高龄或有间质性肺病的患者中也同样安全,可能和其大幅度降低低剂量辐射范围有关。采用PBS技术治疗早期肺癌的短期随访显示两年局部控制率和总生存率分别为95.2%和90.7%,3度副反应发生率3%。

在局部晚期NSCLC中,尽管RTOG0617研究显示高剂量(74Gy)光子放疗同期化疗导致更多放疗相关死亡及严重食管反应,回顾性或前瞻性单臂研究显示74GyE质子放疗时五年局部控制率和总生存率分别为82%和29%,副反应较轻。然而,一项贝叶斯随机临床研究提示,PSPT与光子调强放疗的一年局部控制率及≥3度放射性肺损伤无显著差异。该研究排除了光子放疗中不能满足正常组织限量要求的患者,很可能因此剔除了最能从质子放疗获益的患者群。进一步分析还发现,中期分析后入组PSPT治疗组的患者,其肺损伤和局部复发率均显著低于中期分析前入组者,提示粒子放疗作为一种新技术,需在实践中不断积累经验,方可给患者带来更大获益。碳离子治疗的报道均来自日本,未同期使用化疗。Takahashi等报道了碳离子治疗ⅡA~ⅢA期NSCLC的Ⅰ/Ⅱ期单中心临床研究结果,62例患者两年局部控制率和总生存率分别达到93.1%和51.9%,仅观察到2例≥3度的副反应。2019年回顾性报道141例Ⅱ~Ⅲ期患者的临床结果,两年的局部控制率和总生存率分别为80.3%和58.7%,观察到1例4度、6例3度副反应,多发生在Ⅲ期患者,但两年的局部控制率和总生存率仍达73.9%和54.9%。日本一项多中心回顾性研究显示了相似结果。目前,放化疗后接受免疫检查点抑制剂治疗已是Ⅲ期NSCLC的标准疗法。基础研究提示,碳离子联合免疫检查点抑制剂可较光子射线更有效地减少骨肉瘤的肺转移灶。碳离子放疗是否能联合全身治疗,在肺癌治疗中发挥更佳效果,有待进一步探讨。

七、食管恶性肿瘤

剂量对比研究显示,质子碳离子可以最大限度减少食管周围正常组织,如心、肺等器官的剂量,进而可能降低心肺毒性反应。对比容积弧形调强放射治疗,质子放疗对心、肺剂量的降低可达40%~50%。然而回顾性临床研究提示,质子放疗较光子IMRT有更好的五年生存率和相似的不良反应率。前瞻性随机临床研究,仅显示质子放疗在局部晚期食管癌中不劣于光子调强放疗的疗效(三年PFS,51.2%和50.8%,$p=0.70$;三年总生存率,44.5%和44.5%,$p=0.60$),同时不良事件的风险和严重程度有所降低、但差异未获统计学意义(总毒性负荷TTB,17.4和39.9,$p=0.18$)。另一项前瞻性研究显示,质子放疗在食管癌的再程放疗中具有较好的症状控制率及相对温和的急性非血液学不良反应(3度,36%;4度,0;5度,7%,倾向于肿瘤进展导致的食管溃疡)。日本学者开展的食管癌碳离子新辅助放疗的前瞻性Ⅰ/Ⅱ期研究结果显示,肿瘤的病理完全缓解率达38.7%,显示碳离子具较高的肿瘤局部控制效果,且严重不良事件(3~5度)发生率仅为3.2%。

八、肝细胞癌

自 1995 年起,日本国立放射医学研究所(NIRS)对碳离子放疗的剂量分割方案进行了一系列研究,从 49.5~79.5GyE/15 次,到 54~69.6GyE/12 次,到 48~58GyE/8 次,到 48~52.8GyE/4 次,再到近期 32~45GyE/2 次的方案,累计治疗三百余例患者,其一、三和五年的局控率分别为 92%~98%、81%~91% 和 81%~91%,一、三和五年的总生存率分别为 90%~97%、50%~67% 和 22%~45%。比较结果显示,碳离子治疗单发肿瘤直径 ≥5cm 患者的一、三和五年总生存率分别为 88%、61% 和 43%,疗效与外科手术相似。日本兵库粒子线医疗中心应用碳离子治疗肝细胞癌患者 101 例,其五年的局控率为 93%,五年的总生存率为 36.3%。日本群马大学重离子医学中心使用碳离子治疗 31 例高龄患者(80 岁及以上),其两年的局控率和总生存率分别为 89.2% 和 82.3%;采用 60GyE/4 次方案治疗 21 例 3cm 及以上且远离消化道(≥1cm)的患者,其一年和两年的局控率分别为 90.5% 和 80%,一年和两年的总生存率分别为 100% 和 92.3%;对侵犯门静脉或肝静脉主要分支的局部进展期患者选用不同剂量分割方案进行治疗(常规:52.8~60GyE/4 次,肿瘤距离胃肠道<1cm:60GyE/12 次),11 例患者的三年局控率和总生存率分别为 78% 和 64%。来自日本碳离子放射肿瘤学研究组(J-CROS)的一项多中心回顾性研究,汇总了四家碳离子中心短疗程方案(48GyE/2 次,52.8~60GyE/4 次)治疗 174 例患者的结果,其一年、二年和三年的局部控制率分别为 94.6%、87.7% 和 81%,一年、二年和三年的总生存率分别为 95.4%、82.5% 和 73.3%。西方国家中,德国海德堡大学的 PROMETHEUS-01 研究公布了最初 6 名患者(40GyE/4 次)的近期疗效,中位随访 11 个月,局部控制率 100%。

九、局部晚期胰腺癌

为确立碳离子治疗局部晚期胰腺癌的最大耐受剂量,日本 NIRS 早期开展了一项临床 I 期剂量递增研究,对碳离子的照射剂量和同步吉西他滨化疗的用药剂量均进行了递增,72 例局部晚期胰腺癌患者分别接受了 6 个剂量层级(43.2~45.6~48.0~50.4~52.8~55.2GyE/12 次)的碳离子放疗,以及 3 个剂量层级[400~1 000mg/(m^2·周)]的吉西他滨同步化疗,结果显示碳离子 55.2GyE/12 次,同步吉西他滨化疗 1 000mg/(m^2·周)的治疗方案是安全可行的。全组两年无局部进展生存率为 83%,较高剂量组(≥45.6GyE)的两年总生存率为 48%。

该研究结果发表之后,日本各粒子治疗中心均采用此方案治疗局部晚期胰腺癌。日本九州国际重粒子线癌症治疗中心(SAGA HIMAT)治疗了 58 例局部晚期胰腺癌,详细报告了该治疗方案的毒性反应,12 例患者(21%)出现 G1~3 胃溃疡,其中 G3 仅有 1 例,未见 G4~5 胃溃疡或十二指肠/小肠溃疡,与光子放疗比较,虽然肿瘤照射剂量大幅增加,但毒性反应却显著降低。疗效方面,SAGA HIMAT 对 64 例局部晚期胰腺癌的回顾性分析结果显示,两年局控率为 82%,两年总生存率为 53%,中位生存期为 25.1 个月。来自日本碳离子放射肿瘤学研究组(J-CROS)的一项多中心回顾性研究,通过汇总三家碳离子中心的治疗数据,验证了上述单中心碳离子治疗局部晚期胰腺癌的疗效和安全性。结果显示,碳离子 55.2GyE/12 次(同步吉西他滨化疗)方案的两年总生存率为 60%,中位生存期达 26.2 个月。

急性 G3 消化道毒性反应发生率为 3%,晚期毒性反应发生率仅为 1%,且未见 G4~5 毒性反应。

十、前列腺癌

前列腺癌质子放射治疗较光子 IMRT 是否具临床优势目前尚存在争议。在疗效方面,无论是质子射线作为根治治疗或光子放射治疗后继以质子后程加量照射,均未显示患者在总生存率上的显著优势。美国 Loma Linda 医疗中心的 Slater 等发表的基于 1 200 例前列腺癌质子放射治疗的结果显示,75GyE 照射八年无生化复发生存率为 73%,与常规光子放射治疗相似。在毒性反应方面,目前亦缺乏随机比照研究结果的证实。绝大多数研究显示质子治疗在降低泌尿系统及性功能保护方面与光子治疗并无显著差异;仅少数研究显示质子治疗降低泌尿系统和性功能毒性反应优势,但肠道毒性反应有所增加。Pan 等将 693 例质子治疗结果和 MarketScan Commercial Claims 数据库 3 465 例调强放疗前列腺癌治疗结果相比较,发现质子治疗降低了两年泌尿系统毒性(33% 和 42%)和性功能异常毒性(21% 和 28%),但增加了小肠毒性反应(20% 和 15%)。因此,前列腺癌质子治疗优势还有待大样本前瞻性随机临床研究结果。

前列腺癌重离子束的治疗依据,主要为针对局限期前列腺癌根治性放疗的单中心报道。源自日本的前期 Ⅰ/Ⅱ 期临床研究显示,重离子治疗五年无生化复发生存率介于 82.6%~89.7%,但由于前期均为剂量递增研究及摸索阶段,研究使用的剂量参差不齐。日本群马大学发表的最新前瞻性研究,汇总了 304 例局限期前列腺癌采用 16 次重离子治疗的结果,中位随访 60 个月后分析结果显示,患者的五年无生化复发生存率达 92.7%。该结果优于常规光子放疗的历史数据且毒性更小。所有患者中未观察到 3 度及以上的泌尿/肠道急性毒性反应及晚期肠道毒性反应,晚期 2 度和 3 度泌尿和肠道毒性反应的发生率仅为 9% 和 0.3%。此外,16 次的重离子束治疗也明显缩短了总疗程。

第四节　总结与展望

光子 IMRT 仍是目前肿瘤放射治疗的主流技术,质子重离子放射治疗作为一种新型技术,其疗效在部分头颈部肿瘤尤其是难治性肿瘤的临床应用及研究中获得了体现。对于生存期较长的肿瘤患者,质子重离子放射可以减少正常组织的放射损伤,提高长期生存患者的生活质量;对于光子放射不敏感的肿瘤患者,碳离子线因其较高的 RBE 则可提高肿瘤的控制率。鉴于其良好的物理学和生物学特性,质子重离子技术在头颈部肿瘤治疗中的应用前景非常值得期待,但目前仍缺乏前瞻性Ⅲ期临床研究结果。

(王　征　孔　琳　陆嘉德　茅静芳　章　青)

第六章

肿瘤放射治疗技术展望

第一节　调强适形放射治疗技术

近三十年来,伴随计算机技术、医学影像技术等多个相关领域的快速发展,肿瘤放疗在经过近百年的二维治疗时代后,进入三维精确治疗时代。三维精确放疗一方面可使肿瘤靶区周边正常组织受照剂量明显下降,有望减轻放疗副反应;另一方面可使照射剂量更加聚焦于肿瘤靶区,使得给予肿瘤靶区更高照射剂量成为可能,肿瘤靶区照射剂量的提高使得肿瘤的局部控制率增高。

一、三维适形放疗

三维适形放疗(three dimension conformal radiotherapy,3DCRT)是指照射野的形状与肿瘤在该方向的投影形状及大小一致的一种放疗技术。在二十世纪九十年代以前,放疗以二维治疗为主,定位通常在普通 X 光机下进行,靶区勾画、计划制定、治疗实施都是基于 X 线片的二维模式。直到基于 CT 的三维适形放疗技术开始在临床上应用,开启了肿瘤定位、靶区勾画、治疗计划的三维模式,放疗开始进入精确治疗时代,即"精确定位""精确计划"和"精确治疗"。由于 3DCRT 各照射野均与该方向肿瘤投影几何形状一致,与二维放疗技术相比,三维适形放疗可使照射剂量更准确地聚焦于肿瘤,使靶区周围正常组织受到的照射量相对更小。因此,在不增加正常组织副反应的情况下,与二维放疗相比,3DCRT 可适度提高靶区的剂量,从而提高肿瘤的局部控制率。

二、调强适形放疗

随着放疗技术的进一步发展,3DCRT 显示出其在临床治疗中的一些不足,例如,其在不规则凸形肿瘤的治疗中,靶区的适形度尚可,但对于凹形等不规则形状肿瘤,其靶区的适形度则不理想。调强适形放疗(IMRT)的出现,很好地解决了这个问题。IMRT 是在适形放疗基础上发展而来,其不但满足照射野的形状与肿瘤在该方向的投影形状及大小相一致,而且每个照射野内各点的剂量率可以调节,使得靶区内及表面的剂量处处相等,肿瘤内剂量分布更均匀。因此,调强适形放疗较 3DCRT 的靶区适形度更好,周围组织照射量更低。目前,调强适形放疗已经成为我国的主流放疗技术。

调强放疗根据加速器射线出束时机架和多叶光栅(MLC)的运动状态,可分为静态调强和动态调强。动态调强对治疗系统的技术要求更高,但治疗时间相对较短,且能减少静态调强时诸如 MLC 漏射及子野间剂量衔接等问题。临床常用的动态调强技术有容积弧形调强放疗(volumetric modulated arc therapy,VMAT)和螺旋断层放疗(tomotherapy,简称 TOMO)等技术。

VMAT 加速器治疗出束时,剂量率动态变化,同时,机架处在不停地非匀速旋转状态,MLC 亦在持续运动中。VMAT 机架可在单弧或多弧 360 度范围内设定的任何角度对肿瘤进行旋转照射,因此,比常规静态调强放疗技术照射野范围更大,靶区剂量适形度更高,剂量也更准确,且治疗时间明显缩短。

螺旋断层放疗技术兼有螺旋 CT 扫描功能和直线加速器治疗功能,其放疗技术采用的是类似螺旋 CT 扫描方式,即窄束射线呈 360° 旋转聚焦靶区进行断层照射,同时治疗床配合行纵向移动,逐层完成整个靶区的治疗。TOMO 还可通过比较其治疗前 CT 扫描的图像和定位 CT 图像,校正摆位误差,实现影像引导的调强适形放疗(image guided radiation therapy,IGRT);由于治疗床纵向移动可达 160cm,因此,TOMO 治疗的靶区范围较传统直线加速器仅能提供约 40cm 的照射野范围明显增大,其可在无照射野衔接的情况下,一次性完成全脑全脊髓范围照射。

三、立体定向放射治疗

立体定向放射治疗可理解为三维适形放疗的一种特殊类型。现临床常用的立体定向放射外科(stereotactic radiosurgery,SRS)和立体定向体部放射治疗(stereotactic body radiation therapy,SBRT),均属于立体定向放射治疗。

SRS 主要应用于头部病灶,更强调类似手术的概念,单次使用摧毁性剂量照射;因此,对治疗时的定位要求更高,通常使用手术将定位框架上的特定支杆固定到头骨上,从而形成头骨和摆位框架的刚性连接。治疗时,将靶区置于射线定向聚焦的几何中心,进行多个三维不同角度的小野射线束聚焦照射。SRS 放疗时,靶区与周边组织的剂量梯度下降陡峭,类似刀切,因此,常称为"γ 刀"或"X 刀",其剂量快速跌落的特性,使得靶区周围正常组织得到较好的保护。自 1951 年 Leksell 和 Larsson 提出了放射外科 SRS 的概念,现临床常用的 γ 刀已是第三代,其将 201 个 ^{60}Co 源发出的射线经过准直器后聚焦于焦点;目前,亦有旋转式 γ 刀应用于临床,其将 30 个 ^{60}Co 源进行旋转聚焦照射,达到类似传统 γ 刀治疗时剂量分布特性和治疗效果。二十世纪八十年代,开始利用直线加速器产生的 X 射线,进行小野非共面多弧度旋转聚焦照射,产生类似 γ 刀的作用,即 X 刀。亦有将小型加速器安装在多轴多向的机械臂上,通过机械臂的运动,对肿瘤进行三维聚焦照射,即 Cyber-knife(射波刀)。

SBRT 是立体定向放射外科 SRS 在临床应用推广后,结合三维适形放疗的发展而产生的一种精确放疗技术。跟 SRS 相比,SBRT 更强调放射治疗的理念,即分次照射;因此,其疗程分次数较多,单次照射剂量相对较小,对定位的要求也相对较低。但 SBRT 剂量分布仍然保持自靶区高剂量到正常器官低剂量迅速跌落的陡峭剂量梯度特征。对于早期、淋巴结阴性、不能耐受手术的非小细胞肺癌,SBRT 是国家综合癌症网络(National Comprehensive Cancer Network,NCCN)指南推荐的治疗手段。

四、图像引导放射治疗

图像引导放射治疗(IGRT)是在三维适形、调强放疗的基础上,考虑到存在各次治疗中摆位误差、单次治疗中呼吸运动以及疗程前后肿瘤大小变化等等诸多因素会对治疗计划产生影响,利用影像设备在治疗摆位后和 / 或治疗中采集靶区及周围正常组织的图像,并根据这些图像修正摆位或靶区大小变化的误差,校正呼吸运动或器官充盈等对靶区的影响。临床现常用的 IGRT 技术包括电子射野影像技术(electronic portal imaging device,EPID)、锥形束计算机断层扫描技术(cone beam computed tomography,CBCT)、靶区跟踪及门控技术等。IGRT 因为考虑到放疗疗程中时间变化对靶区的影响,并加以修正,因此,是更加严格意义上的精确放疗。

五、其他调强适形精准放疗技术

生物影像引导放射治疗(biological-image guided radiation therapy,BGRT)。现临床放疗靶区是基于 CT 影像作的解剖定义和勾画,但肿瘤内由于细胞的异质性和由血供不同而导致的乏氧状况不同等原因,瘤内各部位放射敏感性不完全一致。因此,目前靶区均匀剂量照射不能很好地对这些细胞进行区别性治疗;此外,部分肿瘤在 CT 图像上解剖变化不明显、或肿瘤边界与正常组织分界不清楚,导致靶区精确勾画困难。近年来,MRI 功能成像、PET-CT 等反映组织功能的影像学技术在放疗靶区确定上的应用,提供了肿瘤和周围正常组织丰富的包括放射敏感性在内的生物学信息,从而对于 CT 图像上靶区勾画及其内不同部位照射剂量的确定,起到指导作用,这种技术称为 BGRT,是较传统放疗更为理想的生物适形技术。

剂量引导放射治疗技术(dose guided radiation therapy,DGRT)。由于受放射治疗设备本身偏差等因素影响,靶区每次治疗接受的剂量与治疗计划并非完全一致。DGRT 是对患者放疗时接受的实时剂量进行监测,假如实际受照剂量与计划剂量相差较大,则修改后续放疗计划,以保证患者实际受照剂量与计划剂量相一致,进一步实现精确放疗。

质子碳离子放疗也属于调强适形放疗技术,它目前常用的是主动式扫描技术,包括“点扫描”和“栅扫描”。即将肿瘤划分为若干薄层,每层分为若干体积单元,通过扫描磁铁控制笔形束,依次对每个薄层上的每个体积单元进行扫描照射,纵向上则通过控制粒子能量改变布拉格峰的深度,由深到浅逐层对肿瘤进行照射,最终形成与靶区三维形状相一致的剂量分布区域。

第二节 FLASH 放疗技术

一、FLASH 放疗

射线在杀伤肿瘤细胞的同时,也损伤机体正常组织细胞,可能引起患者放疗后的急、慢性放射并发症。因此,在保证射线最大程度杀死肿瘤细胞的同时,尽可能降低正常组织的放射损伤,最大程度减轻治疗的毒副反应,始终是肿瘤放射治疗面临的重要课题。

近年来 FLASH 放疗(FLASH radiotherapy,FLASH-RT)已成为国内外放射肿瘤学和放射生物学领域新的研究热点。FLASH-RT 是采用超高剂量率(≥40Gy/s)、超高速照射(<1s)的远距离放射治疗,一般需一到三个疗程。与传统低剂量率(约 1Gy/min)放疗模式相比,FLASH-RT 只需要在极短时间内便可达到肿瘤治疗所需要的总剂量。更重要的是,FLASH-RT 在保证肿瘤治疗疗效的同时,可明显减少对正常组织的放射损伤,为患者提供更好的生活质量,其优势已在不同的临床前应用研究中得到了证实,首例 FLASH-RT 人体临床试验治疗也于近期完成。

早在 1966 年,Nature 报道的一项研究发现,以 50 000rad/min(8.3Gy/s)的剂量率照射小鼠,半致死剂量反而高于 10 000rad/min(1.6Gy/s)的剂量率,提示高剂量率的照射具有潜在的生物学保护效应。1982 年,研究者采用 10MeV 电子束对小鼠尾进行脉冲照射,发现高剂量率(10^5Gy/s)与同样剂量的低剂量率(10^3Gy/s)照射相比,显著减少了小鼠的尾部坏死。之后 30 多年,有关高剂量率照射的研究鲜有报道。2014 年 Science Translational Medicine 上刊登的一项研究表明,与传统剂量率照射相比,60Gy/s 的超高剂量率 FLASH-RT 可以在有效杀伤肿瘤细胞的同时,显著减轻荷瘤小鼠的放射性肺纤维化水平。该项研究采用 4.5MeV 电子,对 C57 小鼠进行了单次、双侧胸腔的 FLASH 照射。结果发现,17Gy 传统剂量率照射在照后 24、36 周可引起小鼠发生明显的胸膜下纤维化和肺实质纤维化,而相同剂量的 FLASH(60Gy/s)照射后纤维化症状不明显。肺纤维化定量结果显示,照射后各个时间段(8、16、24、36 周),FLASH 照射引起的肺纤维化程度均显著低于常规剂量率照射。

二、FLASH 放疗的抗肿瘤效应

从现有实验结果来看,FLASH-RT 在保护正常组织的同时可以有效杀伤肿瘤细胞,达到不亚于常规剂量率放疗的抑瘤效应。对于小鼠肺癌的原位移植瘤、人乳腺癌和头颈部肿瘤的异种移植瘤,FLASH-RT 都可获得与常规剂量率放射治疗同样的肿瘤控制效果。迟发效应方面,FLASH-RT 辐射诱导癌症发生率明显低于常规剂量率照射。研究发现,与相近剂量的常规光子照射相比,脉冲型和持续型质子束 FLASH 照射可更好地控制肿瘤生长,从肿瘤生长延迟时间来看,脉冲型和持续型超高剂量率质子束的相对生物效应与常规质子束无明显差别。此外，多次分割 FLASH-RT（$3 \times 8Gy$ 或 $5 \times 5Gy$）也可达到常规剂量率放疗的肿瘤控制效果。

三、FLASH 放疗对正常组织的保护作用

当前关于 FLASH-RT 对正常组织的保护作用的研究，所用射线大部分为电子束，少部分为光子和质子。

10Gy 电子束 FLASH 照射小鼠全脑，与相同剂量常规剂量率照射相比，小鼠的远期神经认知能力明显改善。FLASH 照射产生的活性氧较少，小鼠脑内的炎性反应水平较低，神经元的形态及树突棘的密度都可得到一定程度的保护。FLASH-RT 在腹腔照射时对肠道也有保护作用，常规剂量率照射的小鼠半数致死量（LD_{50}）是 14.7Gy；而采用 70Gy/s 和 210Gy/s 的超高剂量率照射时，小鼠 LD_{50} 分别为 16.6Gy 和 18.3Gy。25Gy 的常规剂量率照射可导致小型猪皮肤毛囊缺失 6 个月以上，而 FLASH-RT 在总剂量为 34Gy 时才会达到与此相同的效果。

使用低剂量率（0.05Gy/s）和超高剂量率（100Gy/s 和 1 000Gy/s）质子束照射人肺成纤维细胞后，并未观察到细胞存活率的明显差异。在 1 000Gy/s 的剂量率照射组，仅在射线剂量达到 20Gy 后，才出现 DNA 损伤的相对减弱。在 FLASH-RT 照射后 1 个月，细胞内 TGF-β1 的水平明显低于常规剂量率照射组。另有研究发现，相比于 0.08Gy/s 的质子照射，100Gy/s 的 FLASH-RT 并未显著改变斑马鱼胚胎的畸形率和存活率，但在 23Gy 质子 FLASH-RT 后可观察到心包水肿的发生率显著下降。

四、FLASH 放疗生物学效应的机制

FLASH-RT 生物学机制复杂，其机制至今仍不清楚，目前有两种主流观点。

一种观点是"氧耗竭假说"：正常生理氧含量下，超高剂量率的 FLASH-RT 可在极短时间内消耗正常组织内的氧气，FLASH-RT 的每个脉冲间隔时间很短，正常组织无法通过氧弥散再氧合，造成组织乏氧，出现放射抵抗。而由于肿瘤组织本身多是处于乏氧状态，因此 FLASH-RT 引起的氧分压下降对肿瘤细胞放射敏感性的影响较小，FLASH-RT 仍可通过高剂量照射杀灭肿瘤细胞。

另一种观点是"有机过氧化物清除假说"，超高剂量率的 FLASH-RT 会将所有组织中的内源性氧气转化成有机过氧化物，而正常组织能够比肿瘤更有效地清除这种活性物质。在正常组织中，细胞内的不稳定铁以及可将铁带入细胞的转铁蛋白受体的含量都比肿瘤组织低，因此可更容易调节和隔绝不稳定铁，这使得正常组织细胞在发生芬顿反应前能更快清除电离辐射产生的过氧化物，同时限制过氧化反应。单个脉冲内，常规剂量率照射沉积的能量以及造成的电离事件远少于 FLASH-RT，其产生的自由基和氢过氧化物也远少于FLASH-RT，此时不足以突显出正常组织细胞与肿瘤细胞在清除这些物质效率上的差异。而 FLASH-RT 可消耗氧气产生更多的活性物质，此时正常组织细胞清除这些产物的优势可以更加明显地体现出来，从而表现为 FLASH-RT 在肿瘤细胞和正常组织之间杀伤效力的差异。

上述两种观点虽然各自从不同方面解释 FLASH 效应发生的原因，但均提示 FLASH 效

应与细胞微环境中的氧含量有密切关系。2019 年,一篇在 PNAS 上发表的论文报道:仅生理性调节小鼠体内氧分压的高低,便可显著改变 FLASH 照射对正常组织的损伤程度,提示组织氧分压可调控 FLASH 效应的发生和强弱。

五、FLASH-RT 的临床转化和应用

在 FLASH-RT 的临床转化和应用中,需要明确脉冲数量、每个脉冲的剂量、脉冲内的剂量率以及总的照射时间等物理学参数,这些参数与 FLASH 效应密切相关。

瑞士洛桑大学医院在世界上首次使用 FLASH-RT 治疗了一例临床肿瘤病人。该患者是一名 75 岁的多重耐药 CD30[+] T 细胞淋巴瘤病人,肿瘤已侵及全身皮肤。此前患者共接受了 110 个肿瘤部位的常规剂量率放疗,尽管总的照射剂量较低,患者仍出现严重的皮肤反应。此次 FLASH-RT 使用 Oriatron eRT6 加速器产生的电子线,在 90ms 内给予患者计划靶区 15Gy 的处方剂量照射,患者只出现了 I 级皮肤反应。在 5 个月的短期随访时间内,该患者的肿瘤得到了有效的控制。

质子放疗可与 FLASH-RT 结合,利用其对正常组织的保护作用,显著增强质子放疗安全性,进一步降低潜在的副作用。新型的质子笔形束扫描技术产生的瞬时剂量率高达 200Gy/s,可以实现 FLASH 效应,目前主要的质子治疗设备生产企业都在积极探索质子 FLASH-RT 的临床应用。

重离子具有独特的物理学和生物学优势,可以利用 Bragg 峰对肿瘤进行定点 "爆破",而对周围正常组织损伤很小,倘若能够采用重离子 FLASH-RT 治疗肿瘤,是否会产生更好的放疗效果和更小的正常组织放射损伤,值得深入探讨。

目前,FLASH-RT 的临床转化和应用还面临一系列挑战。首先,FLASH-RT 动物实验结果的重复性和有效性有待进一步独立且系统地验证。其次,FLASH 效应与多种参数有关,实现稳定 FLASH 效应的参数仍在摸索之中,比如剂量率的界定与细胞含氧量直接相关,不同部位和不同动物模型所要求的剂量率可能不一致。再次,FLASH-RT 会在极短时间内给予肿瘤部位大剂量的照射,这就对照射治疗前患者的摆位、固定以及移动控制提出了更高精度的要求,以保证靶区和肿瘤部位的高度吻合。为了保证治疗的安全性,还需要有可以进行逐个脉冲剂量监测的高速探测系统。

第三节　空间分割放疗技术

空间分割放疗技术(spatially fractionated radiotherapy,SFRT)最早起源于二十世纪初期,是一种有别于常规放疗的治疗技术。常规放疗致力于在整个病灶标靶区域给予均匀的照射剂量,而 SFRT 却刻意将肿瘤组织划分为轮流交替的高、低剂量区,从而导致不均匀的剂量沉积,最终实现获得更好肿瘤控制率和更低正常组织损伤的目标。最早的 SFRT 采用栅格在标靶区域中实现筛状的非均匀剂量分布,被称为空间网格分割放疗(spatially fractionated grid radiation therapy,GRID）。截至目前,还发展出另外两种 SFRT 放疗技术,分别是点阵放疗（lattice radiotherapy,LRT）和微束放疗（microbeam radiation therapy,MRT）。其中,GRID 和 LRT 已在临床中使用,而 MRT 尚处于临床前研究阶段。已有的临床试验和临床前研究结果表明,SFRT 通过限制受照正常组织尤其是皮肤的体积,同时给予肿瘤组织高剂量照射,可在降低毒副作用的同时实现更好的肿瘤控制,是一种极具吸引力的放疗技术。从剂量学角度看,SFRT 最重要的参数是峰谷剂量比,即峰剂量与谷剂量的比值（peak-to-valley-dose ratio,PVDR）。该参数常用于评估对正常组织的保护效果。要保证肿瘤控制和保护正常组织,就需要高 PVDR 值和低谷剂量。SFRT 的生物学基础尚不明确,可能与电离辐射旁效应、微血管损伤、免疫调节等有关。尽管 SFRT 的概念早已出现,但到目前在技术、生物和临床应用等方面仍存在诸多问题,亟须更多更深入的研究以便能将该放疗技术更好地用于肿瘤病人的治疗中。

一、SFRT 的发展历史和种类

为了在对深部肿瘤进行放疗时更好地保护皮肤组织,德国医生阿尔本·科勒（Alban Köhler）在 1909 年最先引入了 SFRT 的概念。当时用于放疗的 X 射线能量较低,大约在 60~70kV,穿透力较弱,因此放疗造成的皮肤损伤非常普遍。为了解决这个问题,科勒采用多孔铁板来降低放疗对皮肤组织产生的毒副作用。其原理在于通过多孔铁板将最初的宽束准直为厘米尺度的笔形束流,从而产生不均匀的照射野。在此笔形束流路径上,高剂量区域附近的组织只受到低剂量辐射,因此正常组织的修复得以显著改善。当时肿瘤放疗医生已认识到较小的照射面积可以承受较大的照射剂量。通过空间分割,皮肤组织甚至可以承受高达常规剂量 20 倍的照射剂量。然而,到二十世纪五十年代,随着直线加速器的诞生,其能量较高、穿透力强的特点,使放疗时皮肤组织的损伤大为减轻,SFRT 在减轻皮肤的放射损伤方面已不具优势。另外,远距离钴治疗的 SFRT 并未带来肿瘤患者的生存获益。因此 SFRT 被暂时搁置了。

直到二十世纪九十年代,SFRT 再次吸引了肿瘤放疗医生的目光。尽管高能电子线在改善深部肿瘤剂量分布的同时大大减轻了皮肤的放射性损伤,但放疗医生却面临着另一个问题,即如何有效地治疗体积较大的晚期肿瘤（>8cm）。随着肿瘤体积的增大,常规外照射放疗的肿瘤消退能力不断下降。这主要源于照射面积的增加使得正常组织的损伤加重,从而限制了常规外照射放疗的总剂量。即使采用超分割（hyperfractionation）或加速分割（accelerated fractionation）放疗也难以获得较好的局部肿瘤控制。于是肯塔基大学医学院放射医学系的穆罕默德·莫希尤丁（Mohammed Mohiuddin）重拾 SFRT 这个旧武器,并对其进行改良,采用加装有网格准直器的高能 X 射线加速器来对带有>8cm 肿瘤的晚期患者进行姑息治疗。这种改良的 SFRT 被称为 GRID 技术。其所用网格准直器实为一个由 7cm 厚的低熔点合金（Cerroband）制成的多孔模块。该模块为正方形,尺寸为 16cm × 16cm,带有 256 个小孔,照射面积和屏蔽面积各占 50%。莫希尤丁的 GRID 临床试验获得了极大成功,肿瘤疼痛的缓解率达到了 78%,包括 19.5% 的完全缓解（complete response,CR）和 58.5% 的部分缓解（partial response,PR）;肿瘤负荷占位效应的缓解率为 72.5%（CR:14.6%,

PR：52.9%）；出血的缓解率为 100%（CR：50%，PR：50%）；呼吸困难的缓解率为 60%（PR：60%）；而无 3 级以上的毒性，从而证实了 GRID 技术的安全性和有效性。尤其是对于肿瘤尺寸>8cm 的患者，单纯常规放疗已无成功的把握，但 GRID 却能显著提高局部控制率；并且在常规放疗前进行 GRID 治疗可显著且安全地提高肿瘤的反应率，该反应率依赖于 GRID 的剂量。自那以后，尽管 GRID 并非主流放疗技术，但是仍有许多临床肿瘤放疗医生对不适合采用常规放疗的患者进行 GRID 治疗，并取得了鼓舞人心的结果。

　　虽然已有若干临床试验证明了 GRID 的有效性和安全性，但是剂量学测定显示 GRID 模块屏蔽区仍旧获得孔区中心剂量 25%~30% 的照射剂量。这意味着如果想要在常规放疗之前提高 GRID 的剂量以获得更好的肿瘤反应，仍可能有较大体积的正常组织会受到高剂量照射，从而导致严重的组织损害。并且，GRID 照射更易于将最高剂量沉积在浅表组织，而非肿瘤靶区。于是 2010 年迈阿密大学米勒医学院射波刀中心的吴晓东等人提出将传统二维的 GRID 技术重新配置成三维的 LRT 技术。通过 LRT 将不同的束流会聚集中在照射标靶范围内的叶栅顶点，从而使得叶栅顶点获得高剂量，各顶点之间的剂量显著降低，而照射标靶外几乎没有剂量沉积。这样，LRT 可通过限制肿瘤组织中的峰剂量来降低浅表正常组织或危及器官受到的照射。LRT 是吴晓东等人将 SFRT 概念拓展后的三维形式，因此也被称为三维 GRID（3-dimensional GRID）。LRT 自出现以来已用于超过 100 名包括宫颈鳞状细胞癌、卵巢癌和非小细胞肺癌等在内的肿瘤患者。患者接受了叶栅顶点高达 18Gy 的单次LRT，顶点之间的剂量大约为 3Gy。治疗获得了非常好的局部控制率（肿瘤体积的平均缩小率可达 42%），且毒副作用小。

　　除了 GRID 和 LRT 两种 SFRT 外，微束放疗（MRT）也是一种 SFRT。MRT 采用的是微米尺度的束流，一般是 25~50μm，各束流之间间隔 200~400μm。二十世纪五十年代，美国布鲁克海文国家实验室（Brookhaven National Laboratory，BNL）的 Howard J.Curtis 和他的同事采用回旋加速器产生的能量为 22.5MeV 的氘束来模拟研究宇宙射线的生物学效应。他们给予小鼠脑组织单次超过 10 000Gy 剂量的照射，受照体积为一个 25μm 宽的圆柱。结果发现靶区内的大部分细胞死亡，然而在束流路径上穿过小鼠视觉皮层浅表前 1.5mm 范围内无神经纤维的丢失，小鼠也无明显的行为学改变，表明除了靶区范围，周围正常组织所受损伤较小。这也显示出组织的损伤与受照面积密切相关。到了 90 年代，BNL 的 Per O.Spanne 和 Daniel N.Slatkin 采用国家同步光源（National Synchrotron Light Source，NSLS）产生的 Spanne 铅笔微扫描束流照射小鼠头部后观察到了与 Curtis 实验类似的现象。后续 BNL 进行了一系列脑组织辐射抵抗试验，同样证实了 Curtis 的发现。于是研究人员研究了采用平行束流（各束流间距为 50~200μm），并让几个端口射出的束流在大鼠脑肿瘤组织形成交叉照射来进行辐射手术的可行性，其结果非常令人欣喜，接受 312Gy 和 625Gy 束流交叉照射的荷瘤大鼠的中位生存期分别达到 96 天和 139 天，远远长于未受照大鼠 20 天和受 625Gy 单一束流照射大鼠 24 天的中位生存期，且毒副作用较小，组织损伤主要局限于束流交叉区域。后在欧洲同步辐射中心（European Synchrotron Radiation Facility，ESRF）的支持下，Spanne等人从 1994 年 9 月开始开发 MRT，先是采用单缝准直器，后来发展到可调节的多缝微准直器。至此，MRT 在国际上吸引了多个研究小组的兴趣，他们分别开展了若干实验来优化包括射束小单位的几何形状、束流端口数量、剂量、微剂量等和生物学包括正常组织耐受、旁效应等方面的研究。采用 MRT 可以使峰剂量高达 100Gy 的同时避开对正常组织的损伤。这对脑肿瘤尤其是成人的多型性胶质母细胞瘤和儿童的浸润弥漫性脑胶质瘤可能是最佳放射治疗方式。虽然临床前研究结果证实了 MRT 的有效性和安全性，但到目前为止，要将 MRT 推向临床研究仍然存在许多技术问题，包括需要 <200keV 的低能量和 >100Gy/s 的超高剂量率等。正是这些技术挑战使得人们开始探索稍大一点但仍在亚毫米尺度（400~700μm）的微小束流放疗（minibeam radiation therapy, MBRT）。与 MRT 相比，MBRT 的束流不容易模糊，且在较高能量下更容易实现。并且动物实验也证实与常规照射相比 MBRT 也能在延缓肿瘤生长的同时显著增加正常组织的辐射抗性。

目前质子治疗在临床上已广泛应用于靠近关键敏感组织器官的放射耐受肿瘤或儿童肿瘤。Thomas Henry 等人在 2016 年首先提出质子束的 SFRT。通过模拟研究，他们证实了采用纵横交错的毫米级束流，可以实现剂量分布相对均匀的质子 SFRT。而西北大学医学院芝加哥质子中心则开发了一种用笔形束流扫描的方法来进行质子 GRID 并成功用于临床。两位接受质子 SFRT 的患者只出现了 1 级皮炎的副作用。因为质子可在肿瘤组织中沉积更加均匀的剂量，并避开肿瘤周围的正常组织，所以质子 GRID 技术比光子 GRID 技术更加优越。并且，这种笔形束流扫描技术还能在治疗深层肿瘤时降低邻近组织的剂量。然而目前仍然缺乏临床数据。

另外，将质子束流与 MBRT 联合的治疗被称为质子微小束放疗（proton minibeam radiation therapy, pMBRT）。目前全球已有几个研究机构包括法国的 Orsay 质子治疗中心、德国慕尼黑的 SNAKE 加速器实验室、美国的 MD 安德森癌症中心和马里兰医学院以及华盛顿大学都在积极开展 pMBRT 方面的研究。动物实验结果显示，pMBRT 比常规放疗具有更高的肿瘤控制效率和更有效的皮肤、大脑等正常组织保护作用。虽然 pMBRT 尚处在临床前研究阶段，但是其由临床前向临床研究的转换已在进行中。

二、SFRT 的剂量分布特点

SFRT 的剂量分布与常规放疗的均匀照射大不相同，它最重要的参数为冷区的谷剂量与热区的峰剂量之间的比值。但是由于在小范围内需要高的空间调制，SFRT 的剂量测定具有本质上的难度。常规放疗剂量测定的"金标准"是电离室，但是电离室不具有区分峰区和谷区的空间分辨力。因此胶片剂量是测定相对剂量和绝对剂量的主要选择。另一种选择是采用闪烁探测计数器。这些测定方法各有优势，但也都有偏差，因此应同时采用蒙特卡洛模拟射线能谱特性来进行剂量学分析。

（一）GRID

GRID 是目前报道最多、临床证据最丰富的 SFRT 技术，它仅仅通过采用多孔模块简单地将宽场光子束准直为若干铅笔形、不连续的六边形或四边形小束流，从而形成交替出现的热区和冷区。其峰剂量指的是小束流路径上的剂量，而谷剂量指的是被模块遮挡处由于散射和泄漏而产生的最低剂量。这个谷峰剂量比就用来决定空间分割的程度。对于多孔模块而言，其重要参数包括孔直径和孔中心之间的距离。Gholami 等人采用 Monte Carlo 模拟计算出当孔大小为 1~1.25cm 和孔间距为 1.7~1.8cm 时可获得较好的治疗率和正常组织保护。

　　为了个性化需要,美国的两家公司 Radiation Products Design,Inc(Albertive,MN)和 dot Decimal Inc(Sanford,FL)分别采用 Cerrobend 铅合金或铜来定制特定孔径和孔间距的模块。最早的 Cerrobend 铅合金模块的开放场面积是遮挡场面积的 50%,其孔直径为 1.4cm,孔中心间距为 2.1cm,在 10cm 深的水模中测得当射线能量为 6 和 18MV 时,其谷峰剂量比分别为 20% 和 25%~32%。而对于孔直径为 1cm、孔中心间距为 2cm 的铜模块而言,当射线能量为 6MV 和 18MV 时,其谷峰剂量比分别为 27% 和 35%。

　　后来为了使更多的医疗机构都能开展 GRID,马里兰大学的 Jonathan K.Ha 等人引入多叶准直器以静态调强的方式一次给予两列束流照射。对于能量为 6MeV 的射线,在多叶准直器 10cm 深度,5mm × 5mm 和 10mm × 10mm 的孔径分别得到 17% 和 25% 的谷峰剂量比。且其开放场面积只是遮挡场面积的 31%,比多孔模块的小。因为多叶准直器可以方便地根据实际需要调节孔大小和孔间距,而不需要另外定制不同的模块,并且照射到关键器官或结构的孔可以很容易地被关闭,所以采用多叶准直器的 GRID 比采用多孔模块的 GRID 更灵活。但采用多叶准直器的 GRID 也有缺陷,最显著的就是静态调强照射带来的治疗时间延长。另外,由于每次只给予两列束流照射,总剂量监控单位数增加,进而泄漏的剂量也增加,最终增加了皮肤表面剂量和谷峰剂量比。然而目前的临床结果显示,采用多叶准直器的 GRID 和采用多孔模块的 GRID 的剂量传送相当。

　　还有一种方法就是联合多孔模块和多叶准直器来进行 GRID。多孔模块和多叶准直器分别产生一组平行的条纹,它们各自产生的平行条纹相互垂直形成一个网格。这样,由于同时被多孔模块和多叶准直器屏蔽,在对角线上的谷峰剂量比就较低。当孔直径为 1cm、孔中心间距为 2cm 时,能量为 6 和 18MV 的射线的谷峰剂量比分别是 16.2% 和 20.5%。虽然不清楚较小的谷峰剂量比在临床上对某些区域是否相关,但是这种联用比单纯的多叶准直器 GRID 花费更少的治疗时间,又比单纯的多孔模块 GRID 轻。

　　最新的 GRID,被称为 TOMOGRID,采用螺旋断层放射治疗来改善 GRID 剂量的一致性。这种方法利用螺旋断层放射治疗仪自带的软件进行编程,设定所需的孔大小、孔形状、孔中心间隔形状、网格样式、所需避开的关键风险器官等参数。与实际的模块 GRID 相比,TOMOGRID 可产生相似的总肿瘤体积剂量对体积的曲线图、最大的总肿瘤体积剂量和谷峰剂量比,同时又限定了总肿瘤体积中的最大剂量且避开周围的正常皮肤和肺组织。弧型旋转放射治疗仪就可以用来实施 GRID。采用水模中的标靶测出其谷峰剂量比为 19%,与实际模块 GRID 的 22% 相当。

　　(二) LRT

　　较大的峰谷剂量比是获得较好的 GRID 疗效所必需的。从二维 GRID 到三维 LRT 不仅可以获得较好的肿瘤治疗疗效,还能显著降低肿瘤周围正常组织或关键器官的受照剂量。LRT 的基本原则是在一个肿瘤组织中产生多个高剂量(12Gy 甚至更高)照射的小岛,这些小岛由多条射线束聚集照射产生,而在这些小岛之间为低剂量区域(3cGy 甚至更低)。有研究采用瓦里安的旋转调强放疗技术在一个体积为 390cc 的肺癌组织中比较了 GRID 和 LRT 的剂量分布特点。X 射线的能量为 18MV,最高剂量为 18Gy,其中,二维 GRID 的六边形孔直径为 1cm,孔中心间距为 1.8cm;LRT 中有 20 个剂量顶点,顶点之间的间距为 2cm。虽然 GRID 和 LRT 产生了相似的剂量 - 体积曲线,但是 LRT 得到的总肿瘤体积中的最高剂量比 GRID 的更高,且肿瘤体积中获得高剂量照射的体积也更大。同时对于正常的肺组织,LRT 的保护作用也比 GRID 更好。虽然 GRID 可让稍小体积的肺组织接受最低的照射剂量(<1Gy),但 LRT 却可使更小体积的肺组织接受 1Gy 以上的剂量照射。另外,对于脊椎和食管,LRT 的保护作用也比 GRID 更优越。可见,LRT 和 GRID 一样能够产生显著的峰谷剂量比。事实上,二者的谷剂量相当,但是,由于 LRT 采用多条聚集射线束照射可使得最大剂量沉积在肿瘤组织内部,而 GRID 采用的是平行射线束,因此对于常规 X- 射线其最大剂量往往沉积在肿瘤体积之外。

LRT 不仅可用于光子调强放疗,也可用于质子、碳离子等带电粒子束放疗。然而目前所有这些方式都还缺乏相关剂量学研究。

(三) MRT 和 MBRT

通过在高通量同步辐射 X 射线的路径上插入多缝准直器可实现 MRT 或 MBRT。与 GRID 直径较大(1cm)的笔形束流不同,MRT 和 MBRT 产生的是亚毫米级的束流,分别为 25~100μm 和 400~700μm。GRID 各束流之间的距离是几厘米,而 MRT 和 MBRT 的束流之间只间隔 200~400μm 和 2~6mm。MRT 和 MBRT 在有效避开正常组织的同时可产生高达 100Gy 的峰剂量。然而正是因为其束流尺度非常小,且剂量率非常高,对 MRT 和 MBRT 的剂量学研究存在很大挑战。虽然超算的计算能力已大幅度增强,但是利用蒙特卡洛模拟来计算 MRT 在如此小体积中的剂量仍然是件非常耗费时间的工作。而剂量的实际测量也十分困难,主要原因在于:需要考虑空间分辨率、剂量率很高,达到 8~16kGy/s。并且同步辐射的 MRT 还需要验证 X 射线的能谱。另外由于常用的放射线探测器对低能光子的反应有较大误差,所以测量后还需要进行校正。

MRT 和 MBRT 都可用于质子束。与 X 射线的 MBRT 相比,质子束 MBRT 由于可以在布拉格峰处沉积均匀的剂量而具有独特的剂量学优势。质子束的能量和准直器的种类决定了质子束的能谱,进而决定了 pMBRT 的穿透特性。束流峰值能量决定布拉格峰的深度,峰的能量分布又决定束流末端剂量衰减的快慢。入射微小束流之间的距离控制峰谷剂量比和各个布拉格峰之间的剂量重叠程度。并且准直器相对于照射靶的位置对峰谷剂量比有很大影响。例如,有研究发现将 pMRT 的多缝准直器从水模中后退 2cm,可让峰谷剂量比降低 10 倍。这体现出质子 MRT 和 MBRT 剂量学的复杂性。

三、SFRT 的生物学效应和机制

放射性皮肤损伤是放疗最常见的一种副反应,即使现今先进的放疗技术已极大地减轻了急性皮肤反应,放射性皮炎仍是一个重要的副作用,大约 85% 的放疗病人在受照面积内会出现皮炎。SFRT 最初出现的目的就是为了降低当时所用的低能 X 射线对皮肤组织产生的毒副作用。将一个多孔模块直接放置于患者皮肤表面即可降低模块下方皮肤基底层细胞所接受的照射剂量,也就是说,皮肤组织的受照体积缩小了,从而降低了皮肤放射性损伤的程度。这样通过限制受照正常组织的体积便可大幅度降低高剂量照射的毒副作用,被称为"剂量 - 体积效应"。有研究采用体外培养的商业化三维皮肤组织(Epiderm FT^{TM},MatTek Corporation),证实与常规 X 射线或质子照射相比,微束照射造成的皮肤损伤更小,表现为更高的细胞存活、更小的遗传损伤以及更轻、更短期的炎症反应。在动物水平,均匀的质子照射(60Gy)可导致小鼠耳朵皮肤出现严重水肿,厚度显著增加,甚至高达 4 倍,合并红斑、脱皮、掉毛等现象,而质子微束照射同样的平均剂量却不会产生以上的毒副作用。除了皮肤损伤之外,SFRT 也可显著降低放射对大脑造成的损伤。例如,Fischer 大鼠在接受最大脑承受剂量即 25Gy 的单一宽场质子常规全脑照射后 6 个月出现了严重的实质性脑损伤和皮肤损伤包括湿性脱落和永久脱毛;但大鼠接受峰剂量达 58Gy(平均剂量相当于 25Gy)的质子微小束流(多缝准直器的缝宽度为 400μm,中心间距为 3 200μm,峰谷剂量比为 6.5)照射后同样时间除了可逆的暂时脱毛外,却没有出现皮肤损伤和脑损伤。SFRT 使得正常组织受照体积减小导致损伤减轻,另外,受照区域附近的正常细胞被认为可以迁移到受损部位并介导修复,因此 SFRT 在保护正常组织方面具有明显优势。

另一方面,在 SFRT 模式下尽管肿瘤组织中也有部分细胞免于直接照射导致整个肿瘤组织并非接受均匀照射,但是 SFRT 却显示出更好的肿瘤控制率。一项研究比较了采用单次 25Gy 的常规质子放疗和 pMBRT(多缝准直器的缝宽度为 400μm,中心间距为 3 200μm,峰谷剂量比为 1.2)治疗大鼠脑胶质瘤的疗效,发现大鼠的长期(>170 天)存活率分别为 22% 和 67%,并且在存活的大鼠中都没有观测到肿瘤的存在,但是接受常规质子放疗的大鼠出现了严重的脑损伤包括显著的放射性坏死等,而接受 pMBRT 的大鼠的脑损伤明显轻很多。其中的生物学机制,尤其是在当前包括调强放疗、质子、碳粒子等在内的更先进的放疗模式下 SFRT 的肿瘤杀伤机制仍不清楚。目前,相关临床前研究数据非常有限,推测 SFRT 可能通过引发非靶效应和肿瘤组织微环境变化来发挥肿瘤控制作用,但亟须更多的研究来明确 SFRT 的工作机制从而为其临床实践提供基础。

(一) 旁效应

电离辐射旁效应指的是未受照细胞接收受照细胞释放的信号后表现出来的生物学变化。虽未接受照射但却表现出生物学变化的细胞被称为旁效应细胞,但在 SFRT 中,处在照射剂量谷区的肿瘤细胞都被认为是旁效应细胞。这些细胞接受照射的剂量远低于峰剂量,但却可能接收受峰剂量照射细胞释放的旁效应信号,并产生生物学效果。有实验证据证实旁效应在 SFRT 对肿瘤组织的总杀伤力中具有贡献。采取 GRID 方式给予单层培养的肿瘤细胞单次 10Gy 的 X 射线照射,受照区域附近的旁效应细胞获得的背景谷剂量和散射剂量约为 1Gy。结果直接受照细胞的存活分数下降了 90%,而旁效应细胞的存活分数下降了 50%,这个降低幅度也远大于直接接受 1Gy X 射线照射的细胞降低的幅度(3%~10%)。这表明在 GRID 照射方式下的确存在旁效应杀伤。并且,与之相吻合的还有这些旁效应细胞基因表达的显著上升,其中包括 DNA 损伤修复基因、凋亡基因、细胞周期控制基因、热休克蛋白和抗氧化基因等。旁效应细胞抗氧化基因的表达水平在 GRID 处理后迅速增加提示这些细胞中发生了氧化应激,而受直接照射的肿瘤细胞分泌的可引发产生活性氧的因子很可能是旁效应信号分子。细胞内过多的活性氧会导致 DNA 损伤,而旁效应细胞 DNA 损伤应答通路基因如 DNA 损伤修复基因、凋亡基因和细胞周期控制基因的增加则表明旁效应杀伤的机制之一就是通过多种活性氧造成的 DNA 损伤。

诸如 TNFα 和 TGFβ 的细胞因子可作为旁效应信号分子。肿瘤细胞在接受大剂量照射后会释放这些细胞因子。TNFα 与肿瘤杀伤有关。有趣的是,32% 接受 GRID 治疗的肿瘤患者在治疗后其血清中的 TNFα 水平升高,这与临床反应呈正相关。而 TGFβ 虽然推测与肿瘤负荷有关,但是 50% 接受 GRID 治疗的肿瘤患者在治疗后其血清中的 TGFβ 水平降低,却与肿瘤反应率无关联。动物水平的研究同样证实采用 LRT 治疗荷瘤(肺癌)小鼠可导致其血清中 TNFα 水平增加,该增加与肿瘤生长抑制相关。

（二）血管/血管生成效应

电离辐射可导致血管内皮细胞凋亡,从而改变肿瘤生长、进展和转移所必需的微血管和血管新生情况。实际上,单次 5~10Gy X 射线照射肿瘤组织只导致相对温和的血管损伤,但是单次 10Gy 或更高的剂量则导致严重的血管破坏,进而引发间接的肿瘤细胞死亡。这解释了立体定向高剂量放疗为何能有效杀灭肿瘤细胞。同样地,血管损伤在给予高剂量的 SFRT 中也可能发挥重要作用。例如,研究发现 MRT 可造成显著的血管损伤,MRT 联合血管生成抑制剂造成更广泛的血管损伤,由此增加 MRT 的肿瘤控制率。

在放射引发的内皮细胞凋亡中,神经酰胺的产生是必须的,且不依赖于 p53。鞘磷脂在放射作用下被鞘磷脂酶水解为神经酰胺,后者作为第二信使激活血管内皮细胞的凋亡通路。放射不能在缺乏鞘磷脂酶的内皮细胞中诱导凋亡。将 B16F1 黑色素瘤和 MCA/129 纤维肉瘤接种于鞘磷脂酶缺失的小鼠后,这些肿瘤生长更快,且对放射更耐受。而通过抑制神经酰胺下游的代谢提高内皮细胞内神经酰胺的水平可增加脑胶质瘤和耐辐射的鳞状细胞癌对放射的敏感性。有研究发现,在接受 GRID 治疗的病人中,63% 产生临床反应的患者的血清出现了分泌型鞘磷脂酶活性的增加,75% 产生临床反应的患者的血清出现了神经酰胺水平的增加,而那些没有临床反应的患者的血清并未出现这种增加,两种成分的活性或水平基本不变甚至是降低。动物实验也发现类似的现象,荷有大体积软组织肉瘤的实验犬接受 GRID 治疗后,其肿瘤体积并未缩小,与此同时,其血清中的鞘磷脂酶和 TNFα 水平显著降低了。另外,荷 Lewis 肺癌的小鼠接受 LRT 治疗后其肿瘤生长显著减慢,同时其血清中鞘磷脂酶明显增加,且该血清可抑制人脐带血管内皮细胞的生长。这些现象表明 SFRT 的疗效可能与神经酰胺的产生有关。

（三）免疫调节

由于淋巴细胞对放射敏感,放疗曾被认为是抑制免疫系统的。但是放疗如何影响免疫系统的抗肿瘤反应其实并不清楚。放射杀伤肿瘤细胞后,坏死、凋亡的肿瘤细胞以及细胞碎片携带的大量肿瘤抗原可能刺激免疫系统。在动物肿瘤模型中,局部放疗能激活抗肿瘤免疫效应细胞,并使之聚集到肿瘤组织中去。例如,一项采用小鼠 B16 黑色素瘤的研究发现局部肿瘤放疗显著增加了引流淋巴结中抗原提呈细胞的数量和激活状态,并且在肿瘤组织中也发现抗原提呈细胞数量增加了。另外,响应肿瘤照射后抗原的释放,引流淋巴结和肿瘤组织中肿瘤抗原特异性 CD8⁺T 细胞数量也明显增加,且释放 IFN-γ 在肿瘤组织内部导致炎性环境的产生。这表明这些抗原提呈细胞具有免疫原性。而且,单次 15Gy 的照射比 3 个分次共 15Gy 的照射更能有效地刺激免疫反应。由此可见,即使单独采用放疗不足以完全消除肿瘤,照射也能通过杀伤肿瘤细胞释放的大量肿瘤抗原和有利于增加免疫细胞浸润和滞留的肿瘤微环境的变化来有效刺激免疫反应。这也为放疗联合免疫治疗提供了可能性,从而能进一步增强放射诱导的杀伤性 T 细胞反应。

这种免疫细胞介导的肿瘤杀伤不仅局限于受照的肿瘤,还发生于远端未受照的肿瘤组织,这被称为远端效应。远端效应的机制虽然仍不清楚,但有研究证明它是受免疫调节的。远端效应的发生频率不高,可能源于很多肿瘤患者的树突状细胞具有功能缺陷。联合放疗和免疫治疗可诱导远端效应的发生。如 Fms 样酪氨酸激酶受体 3 配体(FLT3-L)是一个能刺激 DC 细胞产生的生长因子。联合放疗和 FLT3-L 可抑制未受照的肿瘤组织的生长,且该现象需要 T 细胞。因此远端效应也被描述为上述由死亡的肿瘤细胞释放的肿瘤相关抗原激活抗肿瘤免疫的免疫原性细胞死亡。

SFRT 只对部分肿瘤组织进行大剂量照射,可能引发系统性的免疫反应。有研究对异种移植 A549 肺癌细胞的小鼠的其中一侧肿瘤进行 SFRT 治疗,结果发现两侧肿瘤的生长都减慢了。并且在后续给予 2Gy 的加强照射后,未进行 SFRT 治疗的那一侧肿瘤组织的反应比单纯接受 2Gy 放疗的肿瘤组织的反应更显著。这说明接受 SFRT 治疗的肿瘤组织可能释放了某些抑制因子如细胞因子,从而抑制了未受照肿瘤组织的生长。免疫细胞释放的一些因子也可能在该远端效应的发生中发挥了作用。更细致的研究采用荷 Lewis 肺癌的小鼠,对其肿瘤进行不同照射体积的 LRT(20Gy)治疗。与 100%、20% 和 50% 的照射体积相比,照射体积为 10% 时,受照肿瘤和未受照肿瘤的消退最明显。照射体积为 10% 和 50% 时,小鼠血清中的 IL2 和 IFN-γ 水平最高,TNFα 和 TRAIL 显著增加,而 IL4、IL10 和角质细胞趋化因子则降低。另外,当肿瘤只是局部受照射时,CD3⁺T 细胞在受照和未受照肿瘤组织中的浸润都增加。这说明部分肿瘤组织的大剂量照射可引发比照射整个肿瘤组织更强的免疫刺激。

四、SFRT 的临床结果

SFRT 包括三种,分别是 GRID、LRT 和 MRT。目前 GRID 和 LRT 都已用于临床,而 MRT 尚在临床前研究阶段。虽然不是主流放疗手段,却有许多临床放疗科医生采用 SFRT 来治疗不适合其他治疗方式的肿瘤患者,并得到令人欣喜的结果。

1. GRID 的临床结果　1990 年,Thomas Jefferson University Hospital 的 Mohammed Mohiuddin 等人在杂志 *Cancer* 上发表文章,介绍了他们从 1985—1988 年间采用 GRID 治疗有巨大肿瘤或是肿瘤放疗后复发的患者的情况。这是 GRID 首次用于高能光子束流放疗的先导临床研究。这项研究总共包括 22 名患者,他们当中 9 人患有骨肉瘤,6 人患有复发的胃肠道肿瘤,3 人患有巨大肝肿瘤,4 人患有其他肿瘤。他们全部都表现出相应肿瘤的症状,大多经历过所有的常规手术、化疗和放疗的治疗处理。他们接受的 GRID 治疗相应的条件参数如下:医院自制的 GRID 栅格开放和遮挡面积各占 50%;加速器为 Phillips Linac 75-5 高能线性加速器,光子能量为 6MV;源皮距为 100cm;肿瘤所占面积为 6cm × 5cm~25cm × 25cm,超过 GRID 照射野,GRID 的最大照射野面积为 15cm × 15cm;肿瘤剂量为 GRID 开放区域中的最大剂量,患者接受的总剂量为 10~15Gy。另外,其中 14 名患者在接受 GRID 治疗后还接受了额外的外照射。治疗结束后,患者接受了 1~18 个月的随访,评价指标包括症状减轻、主客观反应和急慢性组织损伤。该研究的目的是评价 GRID 作为姑息疗法的可行性,所以并未评价对生存期的影响。

22 名患者中仅有 1 名患有巨大肝癌的患者在 GRID(总照射面积为 30cm×15cm)治疗后 15min 内出现皮肤红斑,无瘙痒,红斑持续了 4 个小时后自行消退。其余所有病人没有发生任何急性或亚急性皮肤损伤症状,也未观察到皮肤纤维化的发生。

12 名患者接受了腹部照射。其中 2 名患者治疗后出现了轻微的腹泻,但通过药物得到了控制。1 名复发的直肠癌患者在骶前间隙接受了总剂量为 70Gy 的照射后又额外接受了 10Gy 的 GRID 照射。这名患者治疗后出现了小肠梗阻,后采用手术松弛术进行治疗,截至研究者发文时已存活 7 个月。另有 2 名患者接受 GRID 治疗肝癌后出现恶心和呕吐。除此之外,所有患者均未出现不良远后效应。

其中存活最长的患者接受了 18 个月的随访。该患者患有复发的骨肉瘤,在接受 70Gy 的常规放疗后在其臂丛神经和肩部区域接受了 2 次 GRID 治疗,治疗完全消除了她的"肩周炎"症状,但并未造成神经损伤或皮肤改变。

所有这些患者经 GRID 治疗后只观察到 1 级毒性,无 4 级毒副作用,优于常规放疗。这表明 GRID 治疗在降低正常组织的毒副作用方面具有极大优势。

从治疗效果来看,19 名患者接受治疗的原因是疼痛,经 GRID 治疗后,其疼痛完全缓解率为 26%,部分缓解率为 67%。3 名表现出腿部严重水肿症状的患者全都部分缓解。

从组织学角度看疗效,22 名患者中只有 2 名患者无主观或客观的病情好转或症状减轻,其余 20 名患者均有完全缓解或部分缓解,总反应率为 91%。6 名成骨肉瘤患者和 6 名直肠癌患者中各有 2 名患者获得了完全缓解,4 名其他肿瘤患者中有 1 名黑色素瘤患者和 1 名阴道鳞癌患者也获得了完全缓解。另外,14 名患者获得了部分缓解。接受 GRID 加剂量超过 50Gy 的外照射治疗的患者组织学表现更明显。

Mohammed Mohiuddin 等人从 1995 年 1 月到 1998 年 3 月在肯塔基大学采用 SFRT 技术对 71 名有尺寸大于 8cm 的晚期肿瘤患者进行了治疗,肿瘤类型包括肺癌、头颈部肿瘤、胃肠道肿瘤、肉瘤、泌尿生殖系统肿瘤、妇科肿瘤、皮肤癌及其他肿瘤,包括 40 名男性和 31 名女性。患者一共有 87 处肿瘤组织接受了 GRID 照射,其中 16 名患者接受了多处肿瘤照射。63 名患者接受了 GRID 姑息治疗以减轻其疼痛、肿瘤负荷占位等症状,其中部分患者还接受了常规分次放疗。所用栅格由 7cm 厚的 Cerroband 低熔点合金制成,尺寸为 16cm×16cm,上面有 256 个孔,照射面积和遮挡面积各占 50%,各中心间距为 1.8cm。所用 X 射线能量为 6MV,遮挡区域中心剂量是小孔中心剂量的 25%。68 处肿瘤接受的 GRID 剂量为 15Gy,治疗前已接受过放疗的患者被给予 10~12Gy 的 GRID 处理,具有特别大的肿瘤的患者被给予 20Gy 的 GRID 处理。8 名患者除接受 GRID 治疗外还接受了常规分次放疗和手术。结果有 7 名晚期肿瘤患者在治疗过程中或在治疗后 1 个月内死亡,其余患者随访了 3~42 个月。

除早期死亡的那些患者外,其余患者的总反应率为 75.7%,完全缓解率为 16%。对姑息治疗患者,肿瘤疼痛的总反应率为 78%,完全缓解率为 19.5%,部分缓解率为 58.5%。对肿瘤负荷占位效应,总反应率为 72.5%,完全缓解率为 14%,部分缓解率为 52.9%。对出血和呼吸困难的反应率分别为 100% 和 60%。头颈部肿瘤的反应率较其他肿瘤更高,完全缓解率和部分缓解率分别为 23.3% 和 70%。

从 GRID 剂量来分析疗效,接受剂量大于 15Gy 治疗的患者其总反应率为 94%,而接受小于 15Gy 治疗的患者的总反应率只有 62%。并且,只接受 GRID 治疗的患者的完全缓解率和部分缓解率分别为 0 和 86%,而接受 GRID 和常规分次放疗联合治疗的患者的总反应率为 92%;且另外接受的常规分次放疗的剂量为 40Gy 或更高时,获得的完全缓解率 24% 显著高于较低剂量分次照射时的 8%。

从组织学角度看,鳞状细胞癌和腺癌的总反应率为 94%,肉瘤的总反应率为 83%,黑色素瘤的总反应率为 50%;鳞状细胞癌的完全缓解率为 29%,远高于腺癌的 0 和肉瘤的 11%。

8 名接受 GRID 联合分次放疗和手术治疗的患者,其临床完全缓解率和病理完全缓解率分别为 62.5% 和 50%。其中一名在颈部有 14cm 大的麦克细胞癌的患者获得了临床完全缓解。

就毒副作用而言,1 名晚期咽癌患者在接受 GRID 治疗后,其肿瘤迅速溶解,导致其颈动脉破裂并死亡。除此之外,单一大剂量的 GRID 治疗没有造成严重的急性致死发生。另 1 名患者口腔接受 20Gy 照射后出现了中度的急性黏膜炎。一些患者治疗后出现了短暂的 2 级皮肤反应,如红斑等,但未导致皮肤损坏。腹部和盆腔接受照射的患者没有出现恶心、呕吐和腹泻等不良反应。并且,患者在皮肤、黏膜、胃肠道或中枢神经系统等正常组织都没有出现三级或以上的严重长期毒副作用。

这两项临床研究证实了 SFRT 在临床中使用的有效性和安全性。SFRT 尽管给予患者单次大剂量照射,但 SFRT 并不会导致皮肤、黏膜、胃肠道或中枢神经系统等正常组织的长期毒副反应。除了对正常组织的保护作用之外,SFRT 还能有效地杀灭较大体积中的肿瘤细胞,尤其是和常规分次放疗联用效果更显著。这为改善巨大肿瘤的局部控制率提供了一个选择。

2. LRT 的临床结果　LRT 是在 GRID 基础上发展起来的三维治疗方式,它的基本原理是在肿瘤组织内部造成一些空间分开的接受非常高剂量照射的小区域,但由于高剂量照射只局限于肿瘤组织,LRT 并不增加周围正常组织的获得剂量。虽然 LRT 是一种新技术,但已有临床结果证实了它的有效性和安全性。

2011 年,1 名 72 岁的肺癌患者在美国的 Innovative Cancer Institute 接受了 LRT 联合常规放化疗。该患者具有长期吸烟史,肺癌组织位于左肺上叶处,6cm 大,患者感觉左肩痛并咯血。经顺铂和长春瑞滨治疗后无效,且疼痛加剧。所接受的 LRT 采用能量为 6MV 的光子,顶点接受 18Gy 的照射,而其余肿瘤组织接受的照射剂量为 3Gy。后接受常规分次放疗,共 29 次,每次 2Gy。整个肿瘤体积接受的总剂量为 61Gy,顶点总剂量为 76Gy,等效生物剂量为 120Gy,而顶点之外的肿瘤组织获得 73.5Gy 或更高的等效生物剂量。该患者顺利完成治疗计划,除了前胸皮肤出现轻微的红斑外,没有急性毒副反应。在治疗后头三个月的随访时,患者只有间歇性的轻微左肩痛,FDG PET-CT 显示其肿瘤已缩小至 2.8cm,这与其症状的部分缓解相吻合。且患者无代谢活跃的纵隔和肺门淋巴结。在 6 个月的随访时,患者已无症状,影像显示其肿瘤大小为 1.4cm。患者在后续的随访中显示病情持续好转,6 年后已是无病状态。

此后,Innovative Cancer Institute 的 Beatriz E.Amendola 等人在 7 年中对其他 10 名非小细胞肺癌患者进行了 LRT 联合常规分次放疗,同样获得了非常好的疗效。肿瘤体积的平均缩小率为 42%,患者生存期为 4~86 个月,平均生存期 22 个月,中位生存期 16 个月。无 LRT 相关的致死病例。无显著的急慢性毒副反应。

LRT 还用于包括晚期妇科肿瘤如宫颈鳞状细胞癌、卵巢癌等在内的肿瘤患者治疗,也取得了很好的治疗结果。到目前为止,已有超过 100 名肿瘤患者接受过 LRT 治疗。

五、SFRT 的发展和展望

目前 GRID 和 LRT 的早期临床结果显示其具有非常好的疗效,且毒副反应小,安全性高,而 MRT 的临床前研究结果也非常鼓舞人心。由此可见 SFRT 在肿瘤放疗中潜在的重要应用价值。然而 SFRT 要在临床肿瘤放疗中得到广泛应用,需要克服目前在临床、剂量学、质控和放射生物学四个方面的挑战,以证实 SFRT 的疗效、解决剂量学和质控中存在的问题,并理解和阐明 SFRT 的放射生物学机制。

目前已有的 GRID 和 LRT 的临床研究缺乏相应的对照组,且患者数量较少,因此 SFRT 的疗效还需要在更严格的条件下进行更广泛的验证,尤其是需要多中心的临床研究。并且在此之前,需要对相应的概念和术语进行标准化,包括对 SFRT 技术中的物理、剂量测定和临床指标进行标准化,在已有 SFRT 结果和知识的基础上,制定不同研究机构都认可的剂量、剂量分割、物理质控和临床指标等的临床试验指南。

MRT 是另外一种极具吸引力的放疗技术。由于其剂量沉积的范围非常小,致使其可在给予数百甚至数千 Gy 剂量的同时不会造成严重的正常组织损伤。目前正在开展 MRT 的临床前研究,预期在以后的临床研究中,MRT 不仅可以用在肿瘤治疗上,还能用于大脑功能性紊乱的治疗中。

对于常规放疗,一旦照射靶区勾画好后,治疗过程只需照射方式、总剂量、分割剂量、总治疗时间以及靶区内剂量均匀性等参数。而对于 SFRT,治疗过程中还涉及更多重要变量,包括峰谷剂量比、峰谷的空间频率,LRT 的顶点剂量等等。这些参数变化带来的生物学后果以及这些参数如何影响 SFRT 与后续的常规分割放疗及其他抗肿瘤治疗联合后的疗效亟须明确。

SFRT 在姑息治疗中显示出很好的肿瘤局部控制和很小的毒副反应。在将来的临床试验中,除了这些临床指标外,还应该研究 SFRT 不同于常规放疗的免疫反应。常规放疗中,如每次给予较高剂量会削弱免疫反应,而 SFRT 中的峰谷不同剂量照射却能促进免疫反应,从而引发远端效应。SFRT 产生的免疫反应与照射的靶组织、SFRT 照射的时机、SFRT 和常规分次放疗之间的时间间隔等相关。调控该免疫反应可进一步提高治疗效率,因此明确 SFRT 免疫反应的发生规律和机制有利于制定免疫治疗和 SFRT 联合治疗的方案。另外,寻找 SFRT 治疗后循环的生物标志物也非常关键,将有利于对治疗预后进行评估。

除了 SFRT 产生的免疫反应之外,其他生物学机制也需要明确。截至目前,尽管在临床上观察到了 SFRT 的优越疗效,但其发生的放射生物学机制却仍不清楚,也缺乏相关的研究。已有实验室研究结果显示放射导致的信号传递包括旁效应和远端效应等可能介导了SFRT治疗对肿瘤组织的杀灭作用,但是这些研究采用的SFRT参数与临床治疗中并不一致,所以还需进一步的研究,以便能够通过明确其中的机制来定量和优化SFRT的疗效。

第四节　多线束放疗技术

应用电离辐射进行肿瘤治疗有悠久的历史,但是多线束放射治疗的研究还处在起步阶段。目前应用于临床放射治疗的射线有光子、电子、质子等低LET射线和中子、重离子等高LET射线。低LET射线,主要诱导分散损伤(dispersed damage),而高LET射线沿粒子轨迹,诱导簇集损伤(clustered damage)。用两种类型射线的混合线束放射治疗我们称之为多线束放射治疗,目前已经开展的研究还很少。多线束有趣的地方是我们还不知道两种射线是独立起作用还是存在协同作用。一般来说,两种射线对细胞的协同(相互)作用主要通过两种机制发生:通过增强损伤水平或通过减弱损伤修复的细胞机制;前者例如氧与电离辐射的相互作用,后者例如金属与电离辐射的相互作用。在两种射线联合作用的情况下,理论上初始DNA损伤的程度应与两种射线单独照射产生的损伤程度相同,因为损伤的程度与细胞吸收的能量成正比;然而,两种射线协同作用是有可能发生的,混合射线导致的损伤性质的变化,例如染色体损伤的复杂性增加,或者一种射线诱导的损害DNA修复机制到了一个特定程度,第二辐射诱导的损害使其不能正确修复。在迄今发表的关于混合线束辐射效应的研究结果中,既存在累加(additivity)效应,也存在协同(synergism)效应。

多线束对生物体的作用不仅从细胞生物学的角度来看很有意义,而且对辐射防护也很有意义。在放射治疗期间,肿瘤患者可能暴露在低LET和高LET混合射线照射下的问题日益引起人们的关注。在体外放射治疗背景下,能量超过10MeV的线性加速器中可能产生中子,每单位光子剂量产生的中子等效剂量为0.1mSv/Gy到20.4mSv/Gy。在快中子治疗中,患者会受到热中子产生的光子辐射。硼中子俘获疗法中,肿瘤接受的约50Gy辐射剂量是$^{10}B(n,\alpha)^7Li$反应产生的He离子和Li离子混合射线,以及(n,γ)反应产生的光子射线。多线束混合线束在我们的环境中也并不少见。在一些城市地区,室内氡水平高,加上本底伽马辐射升高,产生的吸收剂量为20mSv/y或更多,远远高于全球平均水平2.4mSv/y。在飞机和航天飞行中,高LET宇宙辐射与舱内的屏蔽材料相互作用,会产生次级辐射。

从临床应用角度来看,放疗技术的发展是围绕辐射剂量分布的高度集中、靶区剂量分布从均匀到不均匀的要求而发展的。现代放疗技术进展的剂量分布最明显特征是可以实现辐射剂量的高度集中、靶区剂量分布的不均匀(调强)和靶区剂量分布的高度适形,多线束中不同线束的物理特性为实现辐射剂量高度集中提供了有利条件,聚焦性更好,周边剂量下降更陡峭,实施靶区内剂量不均匀和剂量调强的程度更高,累加和协同效应更强,对正常组织的保护更好。实现辐射剂量高度集中有多线束空间三维聚焦、单一线束时间三维聚焦、多线束空间和时间同时三维聚焦等方式,多线束空间三维聚焦比单一线束时间三维聚焦效率高,治疗时间短,因此,多线束空间三维聚焦比单一线束时间三维聚焦更有优越性。

一、高 LET 和低 LET 多线束混合线束的 RBE 模型

我们对于高 LET 和低 LET 多线束下的细胞效应还知之甚少。高 LET 和低 LET 混合线束放射生物效应主要研究方法包括克隆形成、微核实验、染色体畸变实验和 γH2AX。目前主要通过克隆形成的方法进行评价,但是很多研究结果相互矛盾。2012 年瑞典斯德哥尔摩大学遗传学、微生物学和毒理学系辐射防护研究中心 Elina Staaf 等通过 γH2AX 评价方法对于 ^{241}Am α 粒子和 X 射线混合线束诱导的 VH10 人成纤维细胞的剂量效应和修复动力学进行了研究,发现混合线束照射后大焦点的修复动力学行为与通过单剂量组效应预测的有显著差异。大焦点的形成时间被推迟,直到照射 1 小时后才达到最大面积。他们认为 ^{241}Am α 粒子和 X 射线照射产生了更复杂的 DNA 损伤导致延迟的 DNA 损伤反应。

以哺乳动物细胞失活为生物学终点的 RBE 值通常随射线的 LET 变化而变化,其峰值出现在 100~150keV/μm。假如 RBE 或细胞放射敏感性仅取决于剂量平均 LET,则剂量平均 LET 为 100~150keV/μm 的多线束混合线束的 RBE 要大于组成该多线束的 LET 约为 20 或超过 200keV/μm 单线束的 RBE。因为低 LET(<20keV/μm)和高 LET(>200keV/μm)射线的 RBE 要比 LET 约为 100keV/μm 的射线的 RBE 更低,细胞杀灭效率也更低,所以在设计重离子束 SOBP 时,这种混合线束的生物学效应尤为重要。

1997 年日本国立放射科学研究所(NIRS)Tatsuaki Kanai 等为了设计用于重离子放射治疗的 SOBP,使用不同的单能线束包括 ^{3}He、^{4}He 和 ^{12}C(12 和 18.5MeV/u)对多线束混合线束的生物效应进行了实验研究,建立了 LET 和细胞失活的近似关系,发现高 LET 和低 LET 混合线束剂量 - 细胞存活关系符合线性平方模型。多线束的 LET 值 L_{mix}、单能线束分割剂量、多线束照射总剂量计算公式分别如式(6-1)、式(6-2)、式(6-3)所示:

$$L_{mix} = \sum f_i L_i \tag{6-1}$$

$$f_{mix} = d_i/D \tag{6-2}$$

$$D = \sum d_i \tag{6-3}$$

其中 $f_{mix} = d_i/D$ 是指第 i 次单能线束分割剂量,$D = \sum d_i$ 是指多线束照射的总剂量。L_i 和 d_i 分别是指第 i 次单能线束照射剂量平均 LET 和照射剂量。多线束 RBE 效应和初始射线 RBE 的关系计算如式(6-4):

$$RBE_{mix} = \sum f_i RBE_i \tag{6-4}$$

RBE_i 是指第 i 次单能线束的 RBE。

二、中子束和光子束联合应用

1984 年 Thomas W.Grriffin 针对 322 例无法手术的头颈部鳞状细胞癌患者领衔开展了一项对比多线束放疗技术与光子放疗技术的随机研究,随机分配 145 名患者接受光子治疗,177 名接受中子 / 光子混合线束治疗。实验组和对照组在肿瘤局部控制或总生存率方面没有显著差异。尽管对于转移性宫颈腺癌患者,中子 / 光子混合线束治疗优于光子治疗(淋巴结完全缓解率 69% 和 55%,p=0.024);对于晚期头颈部鳞状细胞癌患者,中子 / 光子混合线

束放射疗法没有提供比光子放射疗法更显著的优势。

从 1979 年 7 月至 1984 年 3 月的一项随机对照试验比较了快中子放疗与混合线束（中子/光子）放疗、光子放疗对非小细胞肺癌患者的疗效，102 位可评估患者被纳入研究。每个分组的辐射剂量约为 60GyE。根据肿瘤的大小、组织病理学、KPS 评分和年龄分布对患者进行分层。虽然三个分组整体局部应答率相同，并且中位或长期生存期均无显著差异，但是在 6 个月时表现出完全或部分肿瘤应答的患者亚组，有两个实验组（混合线束，37%；中子，25%；光子，12%）的三年生存率有所改善。混合线束和光子射线的曲线之间的差异的 p 值为 0.14（two-sided test）。

1978 年至 1991 年芝加哥大学开展了 45 例复发前列腺癌患者的混合线束（光子/中子）放射治疗研究。全骨盆照射 50GyE 后，前列腺部位进行加量照射 20GyE。中位随访时间为 72 个月，5 年总生存率为 72%，5 年无进展生存为 45%，局部控制率为 89%。治疗后 18 例患者中 13 例肿瘤阴性（72%）。在接受混合线束放射治疗的患者中，有 36%（16/45）发生 3~5 级严重并发症，作者认为这与剂量和束流品质有关，混合线束放射治疗的生存率和局部控制结果优于那些采用光子放射治疗的局部晚期前列腺癌患者。作者提出混合线束放射疗法应使用剂量递增或植入技术进一步提高局部控制和生存率，但是必须采用高能中子的适当计划以最大限度地减少并发症。

2001 年德国海德堡大学放射肿瘤学系 Peter E.Huber 等回顾性分析了在 1983 年至 1995 年之间 75 例无法手术的进行了放射治疗的复发或不完全切除的头颈部腺样囊性癌患者。放疗方法包括 14.1MeV DT（氘 - 氚聚变）快中子放射治疗（16Gy）、光子放射治疗（64Gy）或两者联合（中子：8Gy，光子：32Gy）。随访时间为 1~160 个月（中值 51 个月）。结果显示中子治疗组患者的五年局部控制率为 75%，混合线束和光子均为 32%（$p=0.015$）。中子在局部控制中的优势并没有转化为存活率的显著差异（$p>0.1$）。所有三个放疗组的急性毒性相似，但单独中子照射（19%）的严重晚期 3 和 4 级毒性倾向于（$p>0.1$）比混合线束（10%）和光子（4%）更普遍。

三、电子束和光子束联合应用

1997 年瑞典乌普萨拉大学肿瘤学系 Jonas Bergh 等对常规光子放疗与光子/电子束混合线束放疗进行回顾性对照研究，包括 30 例接受不同类型全身辅助治疗的 Ⅱ 期乳腺癌患者。由于心脏剂量明显降低，在 12 例左侧乳腺癌患者中有 8 例选择了混合线束放疗技术。作者认为多线束混合线束技术的使用，可以改善左侧乳腺癌患者保乳手术后局部放疗效果。

四、光子束和质子束联合应用

2006 年麻省总医院和哈佛医学院 Lily Park B.A. 等开展了大剂量质子/光子束多线束放射治疗及其结合手术根治性治疗骶骨脊索瘤的临床对照研究，手术结合放射治疗对于初诊性骶骨脊索瘤局部控制率为 12/14，复发性骶骨脊索瘤为 1/7。4 例仅使用 ≥73.0GyE 放射治疗的脊索瘤患者中，3 例得到局部控制，其中 1 例达到 91 个月。仅使用低剂量光子放疗的 2 例患者（60 和 62Gy）分别于 14 个月和 48 个月后局部复发。作者认为高剂量质子/

光子混合线束放射治疗是一种有效的治疗方法。

2020 年欧洲癌症研究中心 Emma D'Ippolito 等比较了 27 例接受多线束（IMRT + 质子束增强）治疗的局部晚期鼻咽癌（LANPC）患者与 17 例仅接受 IMRT 放射治疗患者。多线束治疗方法包括第一阶段进行 IMRT 剂量达到 54~60Gy，第二阶段进行质子治疗，总剂量达到 70~74Gy（RBE）。仅接受 IMRT 治疗的患者的总剂量为 69.96Gy。多线束和 IMRT 的患者分别有 59% 和 88% 接受诱导化疗，有 88% 和 100% 的患者同时接受放化疗。两组患者之间的局部无进展生存期和无进展生存曲线相似（p 值分别为 0.17 和 0.40）。多线束放射治疗和仅 IMRT 治疗的患者的局部控制率分别为 96% 和 81%。与 IMRT 相比，多线束方法对 LANPC 患者的急性毒性显著降低。

五、光子束和碳离子束联合应用

光子和碳离子混合线束放射治疗，或者碳离子增强光子放疗技术，越来越受到重视，具有条件的研究单位开展了一系列的临床实验研究。碳离子放射治疗（carbon ion radiation therapy，CIRT）可能特别适用于儿科肿瘤治疗，因为与光子相比，CIRT 似乎具有较低的二次恶性肿瘤发生率，而且碳离子束被动散射对周围组织的损伤较小，显著低于质子。另外，因为高 LET 射线例如碳离子束诱导免疫原性死亡的能力要高于光子射线，并且在较低剂量下就可以有效，考虑到碳离子的放射免疫效应，在多线束中加入碳离子射线更有优势。上海市质子重离子医院发现在常规放化疗之前进行碳离子治疗有以下优势：①克服乏氧。术后残余肿瘤细胞数量和乏氧水平达到最高峰，而 CIRT 可以克服这种缺氧条件；②在治疗早期靶向胶质瘤干细胞。这使未受辐射的干细胞能够在对小剂量低 LET 放疗产生辐射抗性之前，接受更有效的大剂量高 LET 辐射；③改变细胞死亡机制 / 免疫原性。CIRT 可以在放疗开始时将促 / 抗肿瘤免疫平衡转向抗肿瘤免疫，而不是在免疫抑制的化疗药替莫唑胺（temozolomide，TMZ）治疗和常规低 LET 放疗后给予；④治疗依从性提高。在首先给予 CIRT 治疗情况下，患者更有可能接受全部 CIRT 处方剂量；⑤ CIRT 响应。评估细胞特异性反应（影像学和免疫分析）可以不被干扰。CIRT 的生物学效应不同于低 LET 光子放疗，在标准放化疗前给予 CIRT 调强可以减少其他因素对检测 CIRT 特异性反应的干扰。

碳离子增强光子放疗的研究大多数实现了疗效的改善。2020 年，德国海德堡大学医院 Sebastian Adeberg 等人报道了 2012 年 6 月至 2017 年 6 月入组的 23 例初诊或术后腺样囊性癌（adenoid cystic carcinomas，ACC）患者碳离子 CIRT 增强 IMRT 结合西妥昔单抗联合治疗的 Ⅰ 期和 Ⅱ 期临床研究（NCT01192087）的研究结果。23 例 ACC 患者中，5 例（22%）患者出现了原位复发，6 例（26%）发生远处转移。3 年无病生存率为 67%，中位总生存期为 54 个月。患者 3 级皮炎的发生率与 IMRT 联合西妥昔单抗治疗相当。对于 ACC，很多研究已经证明 CIRT 或者光子结合 CIRT 具有有效性和安全性，数据均优于历史上光子单线束治疗的结果。

2020 年海德堡大学 Christopher Schuppert 等提出 IMRT 结合序贯剂量递增碳离子治疗技术（sequential dose-escalated carbon ion beam therapy，IBT）可以通过整合的计划策略实现更加有利的剂量分布特征。

德国海德堡大学医院回顾性分析了采用 IMRT 和碳离子增强放疗的 26 例高危鼻咽癌患者,其累积剂量为 74GyE。中位随访 40 个月,其中 60% 的患者有完全缓解,20% 的患者表现出部分缓解,而 12% 的患者稳定。两年总生存率、局部控制率和无远处转移生存分别为 100%、95% 和 93%。Sati Akbaba 等人报道了 59 例鼻咽腺样囊性癌患者使用光子和碳离子增强放疗的结果。患者接受 50~56Gy IMRT 和 18~24Gy 碳离子加量。两年总生存率和局部控制率分别为 87% 和 83%。海德堡离子治疗中心的一项初步研究评估了 10 位高危脑膜瘤患者,这些患者接受了以光子为基础的放疗,碳离子加量 18GyE,七年局部控制率为 72%。Mizoe 等人报道了 48 例患者在 50Gy 光子的基础上进行碳离子射线加量 16.8~24.6GyE,同时使用盐酸尼莫司汀。接受较高碳离子射线剂量的患者的总生存率有所提高,无进展生存期为 26 个月。

由于高危前列腺癌局部控制不理想,出现大量的淋巴结转移,已有研究也显示前列腺癌对大分割放疗更敏感,并且前列腺癌 α/β 值要低于其他肿瘤以及正常组织,使用大分割治疗方法和多线束治疗方法有助于提高放射生物学效应,并且不会产生明显的副作用。欧洲癌症研究中心 Giulia Marvaso 等提出高危前列腺癌是混合射线疗法的潜在治疗对象,并已经注册了碳离子增强盆腔 IMRT 临床试验(NCT02672449)。

六、质子束和碳离子束联合应用

由于碳离子和质子的放射物理性质,对正常组织的损伤更小,并且通过高 LET 和低 LET 射线的组合理论上更具有治疗优势。2020 年上海市质子重离子医院报道了 2015—2016 年入组的 10 例患者进行了碳离子增强质子放射治疗的临床研究,质子治疗剂量为 50.4GyE/20 次,然后通过碳离子射线进行加量,随访 17.4 个月,中位总生存期为 17.3 个月,肿瘤局部控制率和总生存率均得到改善。

七、多线束 RBE 算法和快速计算模型

精确的多线束 RBE 算法和快速计划模型至关重要。例如可以通过基于剂量 - 体积目标函数的拟牛顿迭代法进行了强度调节粒子放疗的鲁棒优化,计算每个单独点的生物剂量,然后将其加在一起以计算总生物剂量。尽管最近的放射疗法优化算法所处理的自由度数量显著增加,但治疗通常仍使用单一方式进行。列生成(column generation)是解决大型优化问题的一种迭代方法。它非常适合混合模态(例如光子 - 电子)优化,因为可以快速解决孔径整形和模态选择问题,并且算法的性能随自由度的增加而有利扩展。2017 年加拿大麦吉尔大学物理系及医学物理系 Renaud 等对于胸壁病例,使用相同的计划标准应用列生成方法创建了仅 IMRT、仅调制电子放射治疗(MERT)和混合电子 - 光子(MBRT)治疗计划,证明应用于混合光子 - 电子计划的列生成方法可以有效地生成临床上实际的治疗计划,并结合了光子和电子放射疗法的优势。瑞士伯尔尼大学医院 Mueller 等利用传统治疗方法新增的自由度(DoF),包括不同的粒子类型(光子和电子)、强度和能量调制以及动态机架、工作台和准直器旋转,开发一种动态混合线束放疗(DYMBER)的治疗技术,相对于 DTRT 和 VMAT 的剂量学优势表明,利用增加的 DoF 是今后改进脑头颈部放疗的关键。

八、展望

放射治疗作为肿瘤治疗的重要手段,在新世纪已经进入了精确放疗技术的全新时代。特别是在医学物理技术、影像技术、计算机和人工智能技术、多组学技术的高速发展,以及人们对肿瘤及其微环境的认识的进一步深入的背景下,传统放射治疗得到了空前发展,技术上更加精准和精确,能够为癌症患者提供更合理、安全、有效的治疗策略。多线束放射治疗的发展有几十年的历史,发展的初始阶段,受限于当时的技术,导致临床治疗效果不显著,随着技术的进一步发展,近十年多线束发展已经成为放射技术发展的前沿。多学科的交叉将进一步推动多线束放射治疗技术的快速发展,为多线束放射治疗领域的发展提供了巨大的机遇,当然也形成了巨大的挑战,如下:

(1)进一步深入认识放射治疗特别是多种线束结合的放射生物效应机制,发展生物效应计算模型,拓展生物效应精确评估技术和设备,以及开发基于该模型、设备的人工智能算法和物理计划系统。

(2)开发新型肿瘤探针,包括代谢、免疫等肿瘤微环境相关的分子探针,发展精确定性、定量的描述肿瘤微环境各组分的分子影像学技术方法,发展基于分子影像学、影像组学和多线束自动计划系统,实现辐射剂量的高度集中、靶区剂量分布的不均匀(调强)和靶区剂量分布的高度适形。

(3)个性化的多线束放射治疗,在多线束放射生物效应机制清晰的基础上,通过组学技术和放射治疗患者样本多组学技术的分析的大数据基础上,实现个性化的多线束放射治疗。

第五节　束流品质的优化

质子重离子治疗虽然已经在临床上取得了令人鼓舞的疗效;但是,目前质子重离子治疗肿瘤的发展相对缓慢,除了资本、保险等市场因素,也应看到自身技术发展的制约,一方面是加速器系统的复杂程度;另一方面是生物学基础研究的不充分,目前重离子治疗肿瘤基础生物学研究还必须进一步加强。就束流种类的选择而言,目前重离子治疗肿瘤临床广泛使用的是碳离子束。碳离子治疗恶性肿瘤有传统放射疗法不可比拟的优势,其中包括理想的剂量分布、强大的肿瘤细胞杀伤力及碳离子束流的可监控性等,将碳离子上述物理及生物学优势充分利用于恶性肿瘤的治疗,则可产生治疗效果好、不良反应轻、定位准确等一系列临床优势。

一、束流选择的考虑因素

(一) 核碎片

高能重离子束与靶物质碰撞发生核反应,产生比入射离子轻的核碎片,核碎片的产额和组成影响重离子束的射程并产生靶后剂量,因而核碎片不宜多。核碎片的产额和组成与重离子束的种类、初始能量、靶材料的成分以及靶的厚度有关。有实验人员研究了不同粒子照射人体后，假定肿瘤靶区位于体内 30cm 处时，碳离子束的初始能量应该为 423MeV/u，氮离子束为 466.5MeV/u，氧离子束为 510MeV/u，氟离子束为 530MeV/u，氖离子束为 590MeV/u。通过软件 Fluka 进行了碎片产额理论计算后得出，重离子束所产生的核碎片产额与粒子种类有关；碳离子束产生的核碎片最多，氧、氮和氖离子束居中，氟离子束最少。随着原子序数的增加，核碎片的入射深度逐渐增加，对肿瘤靶区后面正常组织的影响也会增加。因此，在束流的选择上，需要权衡束流进入体内后核碎片的产量，在保证粒子 RBE、OER 等因素的前提下，综合考虑碎片的产额。

（二）相对生物效率（RBE）

较轻离子束坪区的 LET 小，这类辐射在正常组织中产生的损伤大都是可以修复的，RBE 接近 1；研究表明，若 Bragg 峰定位在 30cm 处的肿瘤靶区，碳离子束坪区的 LET 为 10.34keV/μm，氮离子束为 13.55keV/μm，氧离子束为 17.55keV/μm，氟离子束为 21.83keV/μm，氖离子束为 25.89keV/μm。RBE 随着 LET 的增加而增加，在特定 LET 范围达到最大值，然后随着 LET 的进一步增加，RBE 值由于过杀效应反而下降。RBE 峰值对应的 LET 跟原子序数密切相关。碳离子束在 200keV/μm 时 RBE 最大，峰区的高剂量被高 RBE 增强，这是采用碳离子束进行肿瘤治疗的一大优势。对于较轻的离子，RBE 最大值处于峰区尾部剂量较小的部分，氦离子束在 100keV/μm，质子束在 25keV/μm；对于更重的离子，RBE 最大值在峰区之前。理论上说来，氮、氧、氟三种离子坪区的 RBE 和最大 RBE 所处 LET 位置都介于碳离子束和氖离子束之间。有研究表明，在 T98G 细胞系中有观察到 RBE 随 LET 增加而增加的趋势，但对于 U87 或 LN18 细胞系却没有。U87 和 LN18 的 RBE 在碳离子（LET 85keV/μm）处达到峰值，而 LET 增加到 100keV/μm 则导致 RBE 降低，因此对于这些神经胶质瘤细胞系，更高的 LET 并不等于更高的 RBE。到目前为止研究各种重离子束的 RBE 与 LET 的相关性的文献非常有限，虽然这对于临床选择最佳束流非常关键。

（三）氧增比（OER）

肿瘤靶区内部是乏氧环境，这使得肿瘤有较强的辐射抗性，影响常规放疗的疗效。Hirayama 等人报道，细胞存活水平为 10% 时，X 射线的 OER 为 2.8 ± 0.2；而 80keV/μm 碳离子束的 OER 为 1.8 ± 0.03。离子越重，OER 应该越小，对乏氧细胞和有氧细胞产生的杀灭效应也越接近。尽管现在还没有明确氮、氧、氟、氖等重离子束的 OER 值。但是，氧离子束的 OER 非常值得关注。氧离子束停留在肿瘤靶区后，不仅像其他重离子束一样，导致生物分子的电离、诱导自由基的产生，而且一方面它自身有可能参与含氧自由基的形成，另一方面也有可能直接导致碱基或脂质等生物分子的氧化，从而在理论上提高对乏氧细胞的致死率。因此，在这众多重离子束中，氧离子束很可能具有最小的 OER，对乏氧细胞的杀伤力最强。

理论上 RBE 最高、OER 最小的 LET 窗口是临床束流的最佳选择，因此，临床上应该采用 LET 为 100~200keV/μm 的束流。但实际上，由于治疗的需要临床上一般将重离子的 Bragg 峰展宽，展宽 Bragg 峰的平均 LET 达不到 100~200keV/μm。物理或者工程上努力实现 100~200keV/μm 的同时，鉴于不同种类粒子的 RBE、OER 与 LET 的相关性不同，完善不同粒子的 RBE、OER 测定,以期获得物理上可实现、生物效应最理想的 LET 是生物学基础研究应该关注的内容。

二、各种常用粒子束的优势

(一) 碳离子的优势

碳离子是当前重离子肿瘤治疗技术临床应用的粒子,具有重离子在肿瘤治疗方面的所有物理学和生物学优势。另外,在碳离子 Bragg 峰跌落临近结束段,由 ^{10}C 和 ^{11}C 形成一个低剂量拖尾区,该区域可产生正电子束,被 PET 监测,进而追踪到碳离子束在人体内分布情况,对患者治疗进行实时观察和控制,以达到最佳治疗效果,这是碳离子特有的性质。

(二) 氧离子的优势

乏氧细胞是肿瘤放射治疗关注的重点。对乏氧细胞的杀灭效果,氧离子束可能是最理想的。根据肿瘤治疗的"4R 原则"(repair,reoxygenation,redistribution,repopulation),氧离子的生物效应比碳离子更强,对细胞周期的依赖性更弱,而且可以提高肿瘤内氧元素含量,增加 ROS,其 OER 比碳离子更小;此外 O 和 C 的质量数相差不大,碳离子加速器同样可以加速氧离子,且最大能量差别小;最后,氧元素也是机体基本元素之一,含量高,治疗输入的氧离子对机体不会产生化学毒性。目前,氧离子辐射生物学效应研究日益受到重视,未来有可能用于肿瘤放疗。

(三) 氦离子的优势

从技术推广角度来讲,氦离子束治癌可能更有前途。Furusawa 等人的细胞实验结果显示,氦离子的 RBE 高于相同 LET 的碳离子和氖离子,OER 却小于碳离子和氖离子。美国劳伦斯伯克利国家实验室(LBNL)开展了大量氦离子治癌临床试验,取得了不错的疗效。从加速器技术要求和投资回报率来讲,氦离子比碳、氧质量小,在体内达到相同深度所需要的束流能量小,因而对加速器的要求低,投资成本小,氦离子加速器容易实现小型化。目前国外已有研究机构和公司开始关注氦离子治癌技术。

第六节　放疗免疫联合治疗

一、放疗免疫联合治疗的理论基础

传统的癌症治疗方法主要包括外科手术、放射治疗、化学疗法,其中前两种方法主要针对固定的肉眼可见的病灶,化疗主要针对全身弥散性的病灶。随着肿瘤生物学的发展,人们越来越关注免疫系统在肿瘤发生发展过程中的作用。目前,通过调节和增强免疫系统以抵抗肿瘤的免疫疗法已经成为癌症治疗的新兴疗法。已有大量临床研究报道放射免疫联合疗法(combination immunotherapy radiotherapy,CIR)对恶性转移的肿瘤有良好的治疗效果。例如,放射治疗与细胞毒性 T 淋巴细胞相关抗原(cytotoxic t lymphocyte-associated antigen-4,

CTLA-4)的抑制剂 ipilimumab 联合治疗,能够有效地抑制非小细胞肺癌。但是,CIR 治癌的机制仍然不清楚。多数研究者认为放射治疗除具有杀伤肿瘤细胞的作用外,还具有有效的免疫刺激特性,通过免疫检查点调节,放大血液和淋巴系统免疫反应,克服肿瘤微环境免疫抑制,有助于免疫系统产生抗癌免疫反应。因此,CIR 越来越被认为是最有希望战胜癌症的策略之一。粒子放射治疗(particle radiotherapy,PRT)是近年兴起的放疗方法,在临床的应用日趋广泛,且治疗效果显著,主要包括质子和碳离子放射治疗。质子碳离子肿瘤治疗技术在 CIR 的应用值得期待。

（一）肿瘤免疫监视

手术、放疗和化疗都是直接作用于肿瘤细胞,以达到抗肿瘤的目的;而免疫系统对于肿瘤细胞有不同的作用,既可以抑制肿瘤,但是又在肿瘤微环境中存在促进肿瘤生长的免疫细胞,例如 M2 型肿瘤相关巨噬细胞能够促进肿瘤的增殖、血管生成。Burdet 等首先报道免疫系统可以识别和消除早期恶性转化的细胞。因此,相对于免疫缺陷的个体,免疫系统正常的个体癌症发病率明显减少。Choy 等研究发现,通过高度活跃抗反转录病毒疗法激活艾滋病患者的免疫系统,刺激白细胞增殖,能够提高同时患有胶质母细胞瘤病人的生存率,提示自身免疫系统能够很大程度上抑制肿瘤生长。在癌细胞恶化过程中会表达出新的表面抗原,被免疫系统认为是外源性的或"非自体的",导致癌细胞被抗原呈递细胞(APC)识别、激活机体免疫系统,并促进 CD8$^+$ 细胞毒性 T 淋巴细胞(CTL)杀灭癌细胞。但是在肿瘤发生发展过程中,肿瘤细胞与免疫细胞的相互作用很复杂。肿瘤细胞可通过改变肿瘤抗原和抗原提呈相关基因的表达以及其自身表面分子结构,并分泌免疫抑制因子改变了肿瘤内部的免疫微环境,来介导肿瘤细胞逃避免疫系统攻击,从而导致肿瘤生长和转移,这个过程被称为肿瘤免疫逃逸。大部分肿瘤细胞都可以分泌免疫抑制因子改变肿瘤内部的免疫微环境,以减少周围的 CTL 活性,改变肿瘤内树突状细胞(DC),以及肿瘤相关的巨噬细胞,来介导肿瘤细胞逃避免疫系统攻击。

（二）免疫原性细胞死亡

肿瘤细胞在经过放疗后,会出现免疫原性细胞死亡(immunogenic cell death,ICD)。ICD 是一种通过 caspase 激活,发生内质网氧化应激和细胞自噬,而引发细胞死亡的形式。肿瘤细胞发生 ICD 时,一系列信号分子和细胞因子参与其中,包括表面钙网蛋白、IRE1、PERK、ATF6,以及细胞外释放 ATP、高迁移率族蛋白 -1(high mobility group box chromosomalprotein1,HMGB1),这一系列分子被称为损伤相关分子模式(damage associated molecular patterns,DAMP)。辐射会引起肿瘤细胞产生免疫原性细胞死亡,促进肿瘤相关抗原分子的暴露,被抗原递呈细胞识别并吞噬,进而被杀伤性 T 细胞杀死,导致肿瘤消亡。

（三）放疗对免疫系统的影响

在传统的观点中,放疗对免疫系统有一定的抑制作用,因为淋巴细胞的辐射敏感性非常强;但是现在很多研究证明,放疗并非全是免疫抑制作用,也有免疫调节作用。近些年,研究者发现放疗对免疫系统的调节分为负向调控和正向调控。负向调控主要是因为大剂量放疗可以杀伤患者体内的淋巴细胞和一些固有免疫细胞。另外,放疗造成的局部乏氧环境可以诱导骨髓来源的抑制性细胞(myeloid-derived suppressor cell,MDSC)、M2 型巨噬细胞及

Treg 细胞在肿瘤局部的聚集,其中 MDSC 既能够抑制自然杀伤细胞和 NKT 细胞的细胞毒性,又能够抑制 CD4$^+$ 和 CD8$^+$ 细胞介导的适应性免疫反应;而 M2 型巨噬细胞能抑制炎症反应,促进肿瘤生长。照射后的 DC 细胞分泌 IL-10 减少,抗原递呈能力减弱不能更加有效地激活 T 淋巴细胞。放疗还可以诱导 PD-L1、PGE2、TGFβ 等免疫抑制因子的表达,影响 T 细胞的激活,如文末彩图 6-1 所示。放疗对免疫系统的正向调控主要是放疗可以促进肿瘤细胞表达新的抗原,有利于特异性 T 细胞对肿瘤抗原的识别。放疗还可以影响连接固有免疫和特异性免疫的关键性分子 Toll 样蛋白受体的功能,增强免疫反应。另外,放疗可以诱导肿瘤细胞表达人高迁移率族蛋白 B1(HMGB-1),促进 DC 细胞的分化与成熟,从而激活 T 细胞。因此,将放疗和免疫治疗联合可抑制负向调控,加强正向调控,提高机体的抗肿瘤免疫,增强放疗的效果。

二、质子碳离子与光子对肿瘤免疫影响的比较

光子射线通常引起 DNA 分子单链断裂,而经过足够的时间,损伤修复后肿瘤细胞可以继续存活。与光子相比,高 LET 的质子和碳离子束照射能够导致 DNA 双链断裂,更有效地诱导肿瘤细胞发生免疫原性死亡。

越来越多的证据表明,放疗可通过触发肿瘤细胞的免疫原性死亡(ICD)来激活抗肿瘤免疫应答。其中钙网蛋白被认为是 ICD 最重要的标志之一。钙网蛋白由胞内向细胞膜表面富集是死亡细胞发生自噬作用的重要信号,在激活抗肿瘤免疫中发挥关键作用。Yangle Huang 等使用质子、X 射线和碳离子,分别照射鼻咽癌、肺癌、舌鳞癌、胶质瘤 4 种癌细胞,发现 10Gy 光子和质子能够显著促进钙网蛋白向细胞膜表面富集,而 4Gy 碳离子即可达到相同的效果,提示碳离子能够引起更强的免疫原性死亡。这些膜上富集钙网蛋白的凋亡肿瘤细胞可被树突状免疫细胞(DC 细胞)识别和吞噬,DC 细胞在消化被吞噬的肿瘤细胞的同时,对肿瘤相关抗原进行加工和提呈,由此激发机体的特异性抗肿瘤免疫应答。

三、放疗联合免疫治疗

(一)放疗联合树突状细胞免疫治疗

树突状细胞是人体内最强的抗原呈递细胞(antigen presenting cell,APC),是免疫治疗肿瘤的研究热点。目前,主要治疗方法是利用细胞因子体外刺激患者外周血中单核细胞分化为树突状细胞,再将负载了肿瘤抗原的树突状细胞接种到患者体内,以达到治疗的目的。Sipuleucel-T 是一种已经获得美国 FDA 批准的自体树突状细胞疫苗,主要用于前列腺癌的治疗,是通过使用肿瘤相关抗原 PAP(前列腺酸性磷酸酶)诱导患者外周血单核细胞分化激活的树突状细胞。然后,被激活的树突状细胞被注入病人体内,进入淋巴结,将经过处理的抗原与协同刺激信号一起递呈给 T 细胞,以形成抗肿瘤免疫反应。Nesslinger 等研究发现放疗联合 Sipuleucel-T 免疫治疗可提高抗原表位的扩散和其他肿瘤抗原的免疫反应。另外,有研究表明 α 半乳糖基神经酰胺诱导激活的树突状细胞(α-galactosylceramide-pulsed dendritic cell)具有免疫治疗肿瘤的潜力。Aki Ishikawa 等开展的临床 I 期实验表明 α-半乳糖神经酰胺激活的树突状细胞对非小细胞肺癌有很好的治疗效果。Yu Ohkubo 等采用碳离子照射联

合 α 半乳糖基神经酰胺诱导激活的树突状细胞应用于小鼠肺癌肿瘤模型的治疗，发现两种方法联合治疗能够更有效地抑制肿瘤发生转移。

（二）放疗联合 PD-1/PD-L1 抗体治疗

免疫检查点是指在免疫细胞上表达能调节免疫激活程度的一系列分子，它们对防止自身免疫作用的发生起着重要作用。因此，免疫检验点分子被认为是癌症免疫治疗的新靶点。目前，研究最多的免疫检验点分子——程序化细胞死亡性受体（PD-1）是表达于 T 淋巴细胞、B 淋巴细胞、NK 细胞的一种免疫抑制跨膜蛋白，PD-1 有 PD-L1 和 PD-L2 两个配体。在肿瘤微环境中，肿瘤细胞能表达 PD-L1 或 PD-L2，这两种配体可与 PD-1 结合，导致 PD-1 胞内结构的酪氨酸磷酸化，并招募酪氨酸磷酸酶 SHP-2，从而抑制 T 细胞的增殖，是肿瘤免疫逃逸导致治疗失败的主要机制之一。因此，可以利用 PD-1/PD-L1 的抗体抑制这种反应来治疗肿瘤。近年的临床数据显示，针对 PD-1 或 PD-L1 的抑制剂对晚期非小细胞肺癌治疗的疗效均要优于传统的化疗。但临床数据显示，接受 PD-1 抗体治疗的肝癌患者中仅 20%~40% 产生疗效。因此，研究者人员开始寻求联合治疗手段来提高抗肿瘤治疗效果。近年来有大量研究数据表明，放疗联合免疫治疗比单独治疗更有效。临床前研究表明，放疗后肿瘤细胞上的 PD-L1 表达上调，所以放疗与 PD-L1 阻断具有协同抗肿瘤作用。Kim 等研究发现放疗能促进肿瘤细胞表面黏附因子 ICAM-1 和 VCAM-1 的表达，而这些细胞黏附分子的增加能够诱导肿瘤特异性 T 细胞（TIL）向肿瘤内部迁移，所以放疗联合 PD-1 抗体治疗能够更有效地促进肿瘤微环境中 TIL 细胞杀伤肿瘤。Gong 等在小鼠模型中，放疗可通过磷酸化肌醇 3- 激酶 /AKT 通路上调 PD-L1 的表达；将放疗与 PD-L1 抗体联用，可减少骨髓来源的抑制细胞和调节性 T 细胞在肿瘤内部浸润积累，协同增强抗肿瘤免疫。另外，在一项 I 期临床研究中研究者发现，在 98 名患者中，放疗联合 PD-1 抗体治疗组的患者无进展生存期和中位生存期均高于 PD-1 单独治疗组。虽然现在放疗联合 PD-1/PD-L1 抗体治疗对抗肿瘤免疫效果的影响尚无定论，但就近几年临床研究表明放疗联合 PD-1/PD-L1 抗体的治疗效果优于单独 PD-1/PD-L1 抗体治疗。

（三）放疗联合细胞毒性 T 淋巴细胞相关抗原

另一个热门免疫检验点分子是 CTLA-4，表达于活化的 T 细胞上的跨膜蛋白，CD80 和 CD86 为其配体。在肿瘤微环境中，CTLA-4 能够在 Treg 细胞上表达，促进 Treg 细胞分泌免疫抑制性因子，从而抑制 T 细胞反应。CTLA-4 抗体伊匹木单抗已被美国 FDA 批准，用于临床治疗黑色素瘤。目前，用于临床的 CTLA-4 抗体主要有伊匹木单抗和曲美母单抗。但临床数据显示，CTLA-4 单抗伊匹木单抗仅对 20% 的患者有较好的治疗效果。因此，放疗联合 CTLA-4 单抗治疗成为近年来的研究热点。Koller 等对 101 例接受不同治疗方法的患者进行统计分析，其中放疗联合伊匹木单抗组患者 70 例，伊匹木单抗组患者 31 例，结果显示，放疗联合伊匹木单抗组治疗效果明显优于单独使用伊匹木单抗的患者，提示放疗可以增强伊匹木单抗的免疫治疗效果。

（四）放疗联合嵌合体抗原受体 T 细胞免疫疗法

嵌合体抗原受体 T 细胞（chimeric antigen receptor T-cell，CAR-T）免疫方法是一种治疗肿瘤的新型精准靶向疗法，近几年在临床肿瘤治疗上取得很好的效果，是一种非常有前景的,能够精准、快速、高效,且有可能治愈癌症的新型肿瘤免疫治疗方法。其基本原理是从癌症患者体内获得 T 细胞,利用基因工程技术,把一个含有能识别肿瘤细胞且激活 T 细胞的嵌合抗原受体的病毒载体转入 T 细胞,即把 T 细胞改造成 CAR-T 细胞。基于 CAR-T 细胞研发的药物已经有两种被美国 FDA 批准上市,分别是 CTL019(Kymriah)和 Yescarta (Axicabtagene ciloleucel),这两种细胞治疗药物分别用于治疗儿童和成人急性淋巴细胞白血病和特定类型大 B 细胞淋巴瘤。但 CAR-T 在实体瘤中的疗效未见显著进展,因此寻求联合治疗成为研究热点。最新研究表明,CAR-T 疗法联合放疗能够更有效地抑制胰腺癌。胰腺导管腺癌(PDAC)是一种致命性的癌症类型,单独的 CAR-T 疗法对该疾病的治疗也没有取得比较好的效果。但研究人员发现在胰腺癌治疗过程中,放疗可以激活癌细胞表达或产生更多的一种间歇性存在的肿瘤标志物,名为 sialyl Lewis-A(sLeA)。于是,他们对小鼠肿瘤模型给予了低剂量的放疗和专门针对 sLeA 的 CAR-T 细胞,发现有大量肿瘤细胞死亡,提示放疗与 CAR-T 联合的治疗效果明显更好。

(毛卫东　孙 筠　吴安庆　杨红英　陈 秋　杨 巍　裴炜炜)

参 考 文 献

［1］ 卢希庭．原子核物理 [M]．修订版．北京：原子能出版社，2001.

［2］ 梅镇岳．原子核物理学 [M]．北京：科学出版社，1961.

［3］ 复旦大学，清华大学，北京大学．原子核物理实验方法 [M]．2 版．北京：原子能出版社，1986.

［4］ 顾本广．医用加速器 [M]．北京：科学出版社，2003.

［5］ 唐孝威．核医学和放射治疗技术 [M]．北京：北京医科大学出版社，2001.

［6］ 郁庆长，罗正明，安竹，等．质子治疗技术基础 [M]．北京：原子能出版社，1999.

［7］ 夏寿萱．放射生物学 [M]．北京：军事医学科学出版社，1998.

［8］ 刘世耀．质子和重离子治疗及其装置 [M]．修订版．北京：科学出版社，2016.

［9］ 刘树铮．医学放射生物学 [M]．北京：原子能出版社，2006.

［10］ 苏燎原，刘芬菊．医学放射生物学基础 [M]．北京：原子能出版社，2013.

［11］ 魏开煜．带电束流传输理论 [M]．北京：科学出版社，1986.

［12］ 陈佳洱．加速器物理基础 [M]．北京：北京大学出版社，2012.

［13］ 刘世耀．质子和重离子治疗及其装置 [M]．修订版．北京：科学出版社，2016.

［14］ HOPPE R, PHILLIPS T L, ROACH M. Leibel and Phillips Textbook of Radiation Oncology [M]. 3rd ed. Philadelphia: Elsevier-Saunders, 2010.

［15］ WILSON R R. Radiological use of fast protons [J]. Radiology, 1946, 47 (5): 487-491.

［16］ WEBER U, KRAFT G. Comparison of carbon ions versus protons [J]. Cancer J, 2009, 15 (4): 325-332.

［17］ PEDRONI E, SCHEIB S, BOHRINGER T, et al. Experimental characterization and physical modeling of the dose distribution of scanned proton pencil beams [J]. Phys Med Biol, 2005, 50 (3): 541-561.

［18］ KUBIAK T. Particle therapy of moving targets-the strategies for tumour motion monitoring and moving targets irradiation [J]. Br J Radiol, 2016, 89 (1066): 20150275.

［19］ MEIJERS A, KNOPF A, CRIJNS A P G, et al. Evaluation of interplay and organ motion effects by means of 4D dose reconstruction and accumulation [J]. Radiother Oncol, 2020, 150: 268-274.

［20］ PEGGS S, SATOGATA T. Introduction to Accelerator Dynamics [M]. Cambridge: Cambridge University Press, 2017.

［21］ WIEDEMANN H. Particle Accelerator Physics [M]. New York: Springer, 2015.

［22］ GAO J, HU J, GUAN X, et al. Salvage carbon-ion radiation therapy for locoregionally recurrent head and neck malignancies [J]. Sci Rep, 2019, 9 (1): 4259.

［23］ KONG L, HU J, GUAN X, et al. Phase Ⅰ/Ⅱ trial evaluating carbon ion radiotherapy for salvaging treatment of locally recurrent nasopharyngeal carcinoma [J]. J Cancer, 2016, 7 (7): 774-783.

［24］ KONG L, GAO J, HU J, et al. Phase Ⅰ/Ⅱ trial evaluating concurrent carbon-ion radiotherapy plus chemotherapy for salvage treatment of locally recurrent nasopharyngeal carcinoma [J]. Chin J Cancer, 2016, 5 (1): 101.

［25］ HU J, BAO C, GAO J, et al. Salvage treatment using carbon ion radiation in patients with locoregionally recurrent nasopharyngeal carcinoma: Initial results [J]. Cancer, 2018, 124 (11): 2427-2437.

［26］ CHEN J, LU J J, MA N, et al. Early stage non-small cell lung cancer treated with pencil beam scanning particle therapy: retrospective analysis of early results on safety and efficacy [J]. Radiat Oncol, 2019, 14 (1): 16.

［27］ TSUJII H, KAMADA T, SHIRAI T, et al. Carbon-ion radiotherapy: principles, practices, and treatment planning [M]. New York: Springer, 2014.

［28］ GRIFFIN R J, AHMED M M, AMENDOLA B, et al. Understanding high-dose, ultra-high dose rate, and spatially fractionated radiation therapy [J]. Int J Radiat Oncol Biol Phys, 2020, 107 (4): 766-778.

［29］ KANAI T, FURUSAWA Y, FUKUTSU K, et al. Irradiation of mixed beam and design of spread-out Bragg peak for heavy-ion radiotherapy [J]. Radiat Res, 1997, 147 (1): 78-85.

［30］ EBNER D K, TINGANELLI W, HELM A, et al. The immunoregulatory potential of particle radiation in cancer therapy [J]. Front Immunol, 2017, 8: 99.

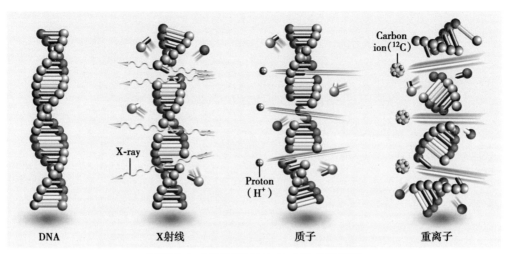

彩图 2-4　不同射线对 DNA 损伤的示意图

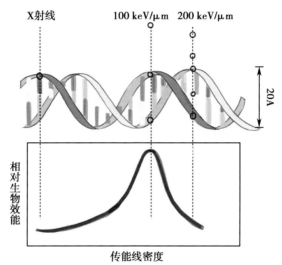

彩图 2-7　细胞"超杀"效应示意图

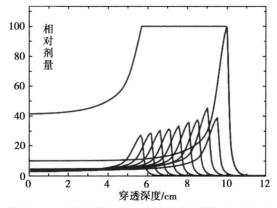

彩图 3-4　多个适当加权的布拉格峰的总和(红线),可
以形成一个展宽布拉格峰(SOBP)深度剂量分布(蓝线)

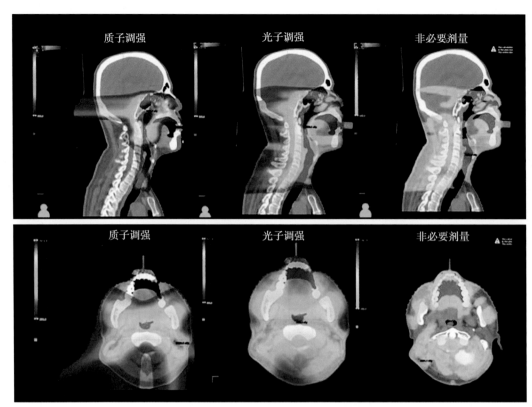

彩图 3-6　IMPT（左列），IMRT（中间列）的矢状（面板 A）和横向（面板 B）剂量分布比较
右列显示了对患者照射的不必要放射剂量。

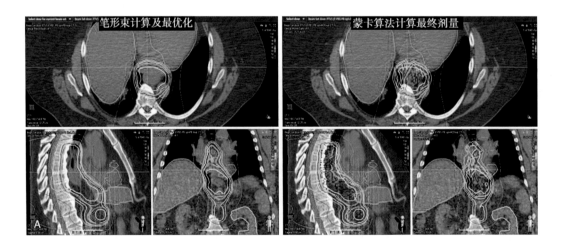

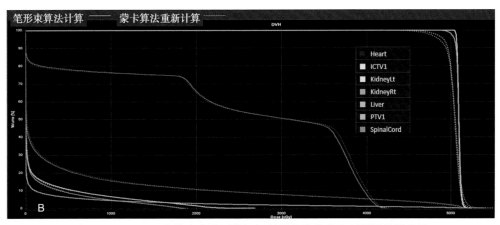

彩图 3-7　IMPT 食管治疗计划的解析剂量和蒙特卡洛剂量计算的比较

A. 食管 IMPT 治疗计划的解析剂量计算（左）和蒙特卡洛重新计算（右）的剂量分布比较；B. 对靶区（ICTV1，PTV1）和关键器官（心脏、左肾、右肾、肝脏和脊髓）使用（A）中的解析算法（实线）和蒙卡算法（虚线）得到的剂量分布直方图（dose volume histogram，DVH）的比较。

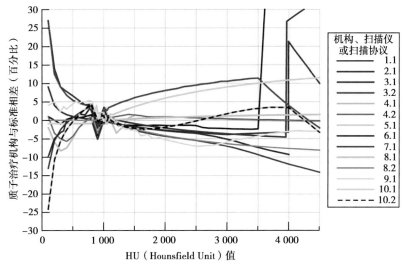

彩图 3-8　美国 10 个机构的 CT 值与 RLSP 转换曲线的比较

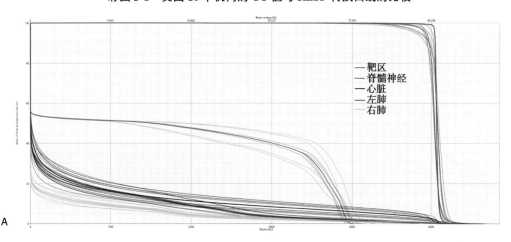

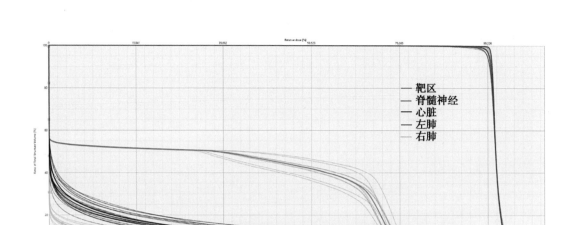

彩图 3-9 A. 未经鲁棒性优化的 IMPT 计划;B. 鲁棒性优化计划的鲁棒性评估。
实线是靶区和危及器官的名义 DVH。阴影区域是鲁棒性评估 DVH 分布的 2 sigma 宽度。

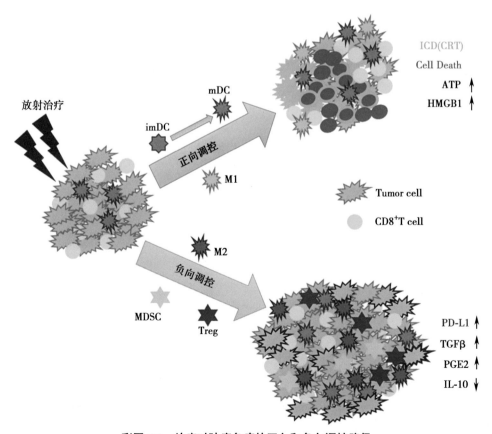

彩图 6-1 放疗对肿瘤免疫的正向和负向调控路径